REIHE: GESUNDHEIT UND ERNÄHRUNG

Dr. Cornelis Moerman / Rudolf Breuß

KREBS,
LEUKÄMIE UND ANDERE
SCHEINBAR UNHEILBARE KRANKHEITEN
MIT NATÜRLICHEN MITTELN HEILBAR

Dr. Cornelis Moerman / Rudolf Breuß

KREBS

LEUKÄMIE UND ANDERE
SCHEINBAR UNHEILBARE KRANKHEITEN –
MIT NATÜRLICHEN MITTELN HEILBAR

Ratschläge
zur Vorbeugung
und Behandlung vieler Krankheiten

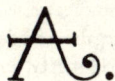

AURUM VERLAG · FREIBURG IM BREISGAU

Der Titel der bei Uitgeverij Ankh-Hermes bv, Deventer,
erschienenen holländischen Originalausgabe
des Werkes von Dr. C. Moerman lautet:
KANKER – ALS GEVOLG VAN ONVOLWAARDIGE VOEDING –
KANN GENEZEN DOOR DIEET UND THERAPIE.

Die deutsche Übersetzung besorgte ruth-elisabeth.

Dem zweiten Teil des Buches, KREBS – LEUKÄMIE von Rudolf Breuß,
liegt eine erweiterte und verbesserte Auflage
einer früheren Schrift des Verfassers zugrunde,
die als Broschüre
vom Breuß-Buchversand Hans Schmid in 7988 Wangen i. A., Gehrenberg 39, und
Walter Margreiter in A-6714 Nüziders, Im Haag 23, vertrieben wird.

Es wird darauf hingewiesen, daß die in diesem Buch gegebenen Ratschläge
ärztliche Hilfe nicht ersetzen können und wollen.
Wer Anzeichen für eine Erkrankung zu erkennen meint,
sollte immer den Arzt aufsuchen.
Vorbeugende Krebsuntersuchungen sollten in jedem Fall erfolgen.

Mit 9 Abbildungen

1980
ISBN 3 591 08152 3
Für die Arbeit von Dr. C. Moerman:
© 1978 Uitgeverij Ankh-Hermes bv, Deventer.
© der deutschen Ausgabe 1980 by Aurum Verlag GmbH & Co KG,
Freiburg im Breisgau.
Für die Schrift von R. Breuß:
© 1977 by R. Breuß
© 1980 by Aurum Verlag GmbH & Co KG, Freiburg im Breisgau.
Alle Rechte,
auch die des auszugsweisen Nachdrucks,
der fotomechanischen Wiedergabe und der Übersetzung, vorbehalten.
Satz: Zobrist & Hof AG, Pratteln/Schweiz.
Druck und Bindung: May & Co, Darmstadt.
Printed in Germany.

I

Dr. Cornelis Moerman

Krebs
als Folge von Fehlernährung
ist heilbar
durch Diät und Therapie

Vorwort

»Ich frage mich immer, ob ein wirkungsvolles Mittel gegen den Krebs wohl je in den kostspieligen Laboratorien gefunden wird, oder ob nicht ein schlichter Landarzt, ja sogar ein Laie durch zufällige Wahrnehmungen die Lösung findet.«

So seufzte der berühmte Chirurg Prof. Dr. I. Boerema in seiner Vorlesung über die Bedeutung allein der Wahrnehmungen[1].

Inzwischen erhält eine immer größere Anzahl von Ärzten und Krebsforschern davon Kenntnis, daß dem Landarzt Cornelis Moerman *bereits in den vierziger Jahren* bei der Lösung des Krebsproblems ein entscheidender Durchbruch gelang. Es ist allerdings höchst bedauerlich, daß es die Vertreter der Schulmedizin vierzig Jahre lang versäumt haben, seine Versuche mit Brieftauben und die daraus gewonnenen Erkenntnisse auf ihre Bedeutung hin zu überprüfen. Man tat genau das Gegenteil, man negierte und bekämpfte sie. Man unterstützte sogar den Bürgermeister von Vlaardingen in seinen Bestrebungen, einen Teil des für die Brieftaubenversuche benötigten Grundstücks zu enteignen, wodurch eine Ausdehnung der Moermanschen Forschertätigkeit unterbunden wurde.

In seinem eigenen Vaterland wurde Moerman von vielen Ärzten geschmäht, verhöhnt, als Scharlatan bezeichnet und sogar verfolgt. Darüber war er so verstimmt und enttäuscht, daß er sich an Prof. Linus Pauling, einen der bekanntesten Forscher der USA, wandte und ihn bat, sein Buch *The Solution of the Cancerproblem* zu begutachten.

Daraufhin erhielt Dr. Moerman von dem Nobelpreisträger einen vom 15. Juli 1975 datierten Brief, in dem es wörtlich heißt: »It is my opinion that the medical profession will recognize before long the great value of the nutritional treatment of cancer and the contribution made by Dr. Moerman in his pioneer work in this field.« Und am 7. September 1976 schrieb Pauling: »To Dr. Moerman, in sincere appreciation of his great contribution to the solution of the cancerproblem.«

Im Zuge einer derzeit laufenden Kontrolle des Gesundheitszustandes einiger von Dr. Moerman behandelter Krebspatienten konnte ich mich mit eigenen Augen davon überzeugen, daß Dr. Moerman mit seiner Methode tatsächlich bei diesen »hoffnungslosen Fällen« eine vollständige Heilung erzielt hat[2]. Mit den üblichen Methoden – Operation, Bestrahlung, Chemotherapie und Hormonbehandlung – war diesen Patienten nicht mehr zu helfen, so daß sie ohne eine Behandlung nach der Moerman-Methode zwangsläufig gestorben wären[3]. Andere Ärzte erzielten mit der Moerman-Methode gleichfalls Behandlungserfolge bei Krebskranken.

Ferner möchte ich nicht unerwähnt lassen, daß eine unlängst weltweit durchgeführte epidemiologische Untersuchung deutliche Zusammenhänge zwischen der steigenden Krebshäufigkeit und dem zunehmenden Verzehr industriell bearbeiteter Nahrungsmittel, Fleisch, tierischer Fette, sogenannt »veredelter« Getreideerzeugnisse und Zucker erkennen läßt. Wenig Krebsfälle treten dagegen bei Bevölkerungsgruppen auf, die sich überwiegend von naturbelassenen Lebensmitteln mit hohem Rohfasergehalt, d. h. von Vollkornprodukten und frischem Gemüse, ernähren[4]. Dasselbe erklärt Dr. Moerman nun schon seit fast vierzig Jahren in Wort und Schrift[5]. Seither hat er diese und andere Gegebenheiten in seine neue Anschauungsweise, in seine Therapie und seine Krebsvorsorge einbezogen.

Im letzten Teil dieses Buches verweisen Prof. Dr. J. G. Defares und Dr. O. G. Meyer auf eine Anzahl sonstiger prägnanter Übereinstimmungen zwischen Dr. Moermans neuer Auffassung und den Ansichten einiger bekannter Krebsforscher, die mit dem Nobelpreis ausgezeichnet wurden. Es will scheinen, daß die hier genannten Nobelpreisträger ihren Anteil an dem großen wissenschaftlichen Krebs-Puzzle erst erbracht haben, nachdem Dr. Moerman auf seinen Expeditionen durch das »unterirdische Labyrinth« dessen, was man schlechthin Krebs nennt, längst zu den gleichen Erkenntnissen gelangt war.

Man muß nicht unbedingt Arzt sein, um im Lichte dieser Fakten zu begreifen, daß es ethisch absolut unverzeihlich ist, Krebspatienten eine Behandlung nach der Moerman-Methode vorzuenthalten. Und doch ist dies in den Niederlanden jahrzehntelang geschehen. Wer zählt die Gräber derer, die eingefleischten Vorurteilen zum Opfer fielen? Wer vermag abzuschätzen, wieviele Tausende von Krebskranken noch der Sabotage der Moerman-Methode geopfert werden? Man sollte immer folgendes bedenken:

A *Nachteile der alten* von den Krebsforschern vertretenen *Auffassung:*
1. Nach der alten Anschauungsweise gibt es keine Krebsprophylaxe.
2. Deshalb wartet man eine Tumorbildung ab.
3. Nach operativer Entfernung der Krebsgeschwulst behandelt man nicht die der Tumorbildung vorausgehende Stoffwechselerkrankung.
4. Durch Bestrahlung und Zytostatika lähmt man das Abwehrsystem.
5. Ein Großteil der Krebskranken ist nach der alten Auffassung *nicht* heilbar; diese Menschen sind also zum Tode verurteilt. Im Jahre 1977 waren es 30 000!

B *Die Vorteile der neuen* von Dr. Moerman vertretenen *Auffassung:*
1. Dabei gibt es sehr wohl eine Prophylaxe.
2. Sie läßt eine Einflußnahme vor der Bildung einer Krebsgeschwulst zu.
3. Krebszellen entstehen und wachsen bei vorhandener Stoffwechselentgleisung, verschwinden aber bei gesundem Stoffwechsel. Deshalb sollte man nicht sofort zum Messer greifen, sondern *zuallererst* die Stoffwechselentgleisung durch Verabreichung fehlender Substanzen und Diät bekämpfen; häufig erübrigt sich dann sogar eine Operation.
4. Niemals sollte man das Abwehrsystem lähmen. Man muß es vielmehr stimulieren, indem man den »Körper als Ganzes« wieder gesund macht.
5. Von den vielen Krebskranken, die nach der alten Auffassung

unheilbar sind, kann nach Dr. Moermans neuer Auffassung ein Großteil geheilt werden.

Inzwischen zeigen Wissenschaftler von der freien Universität Amsterdam und von der katholischen Universität Nijmegen Interesse an Moermans Lebenswerk: Die Ergebnisse ihrer eigenen Forschungen wiesen in die gleiche Richtung wie die, die Dr. Moerman bereits seit den dreißiger Jahren eingeschlagen hat.

Cornelis Moerman, der heute 85 Jahre alt ist, hat ganz allein durch seine breitangelegten Brieftaubenversuche, jahrelange Erfahrungen in der Behandlung Krebskranker, genaue Beobachtungen und unvoreingenommene Überlegungen, gekoppelt mit einer beispiellosen Intuition, neue Erkenntnisse zur Lösung des Krebsproblems gewonnen. Deshalb gebührt ihm in der Geschichte der Medizin ein Platz an der Seite der ganz Großen.

Jan Wiese, Arzt

1 Nederlands Tijdschrift voor Geneeskunde, 25 sept. 1976, p. 1621 (Niederländische Zeitschrift für Medizin, 25. September 1976, Seite 1621)
2 Publikatie in voorbereiding. (Veröffentlichung in Vorbereitung.)
3 Zie: Cor van Groningen *De Zaak Dokter Moerman*, uitg. Elmar, Delft (Siehe: Cor van Groningen, *Die Angelegenheit Dr. Moerman*, Elmar Verlag, Delft)
4 o. a. Cancer Research nov. 1975, p. 3231 e.v.: Symposium *Nutrition in the causation of cancer.* (u. a. ... November 1975, Seite 3231 ff. in: ...)
5 o. a. *De Oplossing van het Kankervraagstuk*, 2e druk, 1958, door C. Moerman, arts te Vlaardingen (u. a. *Die Lösung des Krebsproblems*, 2. Auflage, 1958, von C. Moerman, Arzt zu Vlaardingen)

Einleitung

Als ich vor vielen Jahren bei dem namhaften Professor Tendeloo zu Leiden eine Prüfung ablegte, schob er mir ein Präparat unter das Objektiv eines Mikroskops und sagte zu mir: »Sehen Sie sich das mal an.«

Ich kannte diesen Professor, und ich kannte auch seinen Kernsatz: Man vermag erst zu denken, wenn man über alle Möglichkeiten nachgedacht hat. Deshalb hielt ich es für ratsam, zuerst einmal alles zu beschreiben, was ich im Blickfeld des Mikroskops sah, um danach verschiedene Möglichkeiten aufzuzählen und dann erst zu sagen: »Höchstwahrscheinlich handelt es sich hierbei um Krebs.«

Der Professor nickte zustimmend und fragte mich dann: »Und wodurch, glauben Sie, entsteht wohl Krebs?«

Ich nannte ihm an Möglichkeiten: *eine Infektion bis dato unbekannter Art*, ein aus dem Embryonalstadium herrührender Keim, ein Dauerreiz mit Folgeschaden (wie man ihn bei starken Rauchern antrifft, bei denen der ständige Druck des Pfeifenmundstücks mit der Zeit seine Spuren auf den Lippen hinterläßt), *um dann schließlich eine lokale Stoffwechselstörung als Krebsursache ins Kalkül zu ziehen – eine Stoffwechselstörung, die ihrerseits auf einer Störung der Gesamtkonstitution beruht.*

Sofort fragte der Professor weiter: »Können Sie das motivieren?« Ich antwortete: »Sie haben uns einmal in der Vorlesung einen amputierten Unterschenkel gezeigt mit einem Ulcus cruris (Unterschenkelgeschwür, ›offenes Bein‹), das nach Jahren krebsig entartet war, so daß die Amputation erforderlich wurde. Das, Herr Professor, gibt mir noch immer zu denken. Es sagt mir zunächst, daß die Wunde aus irgendeinem Grunde nicht heilen wollte. Weshalb aber wollte sie nicht heilen? Sie war doch relativ klein und oberflächlich. Glauben Sie, daß diese Wunde in einem völlig gesunden Organismus bei gutem Stoffwechsel zu einem ebenso tragischen Ende geführt hätte? Die Heilkraft eines gesunden Körpers allein reicht aus, um einen lokalen Gewebeschaden zu sanieren. Die Schädigung erfolgte von außen, doch das Nichtheilenwollen kam von innen heraus. Und diesen Faktor ›von innen heraus‹ halte ich vor allem für eine *Entgleisung des Stoffwechsels.* Eine solche Stoffwechselentgleisung könnte bei der Krebsbildung durchaus eine Hauptrolle spielen.«

Nach meinem Examen kehrte ich in meine Heimatgemeinde Vlaardinger-Ambacht zurück und eröffnete in meinem Geburtshaus eine Arztpraxis mit dem festen Entschluß, mein weiteres Leben dem Krebsproblem zu widmen. Aber welchen Weg sollte ich einschlagen? Wer konnte mir das sagen?

Zwei Begebenheiten kamen mir dabei zu Hilfe – Zufälle eigentlich. Sie bestanden aus zwei Briefen, die mir eines Tages ins Haus flatterten, und in denen mir der zu gehende Weg gezeigt wurde.

Der eine Brief enthielt ein Faltblatt, mit dem französische Winzer für ihren Wein warben. Unter den Vorzügen wurde auch vermeldet, daß es in ihrem Distrikt weniger Krebskranke gebe als in Gebieten, in denen kein Wein angebaut werde.

Welche Stoffe enthält der Wein? Im Wein kommen *Zitronensäure und Jod vor.* Sollten sie etwas mit Krebs zu tun haben? Welche Rolle könnte das Jod spielen? Und wäre es möglich, daß Zitronensäure ein natürlicher Feind der Krebszellen ist? Solche und ähnliche Fragen gingen mir nicht mehr aus dem Kopf.

Da ich Versuche mit meinen Brieftauben durchführen wollte, fragte ich unter Hinweis auf meine beabsichtigten Krebsforschungen bei einem großen Pharmakonzern in Deutschland an, wieviel Tauben nach Ansicht der dortigen Wissenschaftler bezüglich des Stoffwechsels einem erwachsenen Menschen vergleichbar seien. Die Antwort der Firma war *der zweite Brief,* der für mich richtungweisend sein sollte.

Man schrieb mir, der Stoffwechsel von 24 Tauben entspreche dem eines Menschen. Ergänzend teilte man mir mit, der dortigen Versuchsabteilung sei es *nicht gelungen, bei gesunden Tauben Krebs zu erzeugen.* Mit diesen wenigen Worten wurde mir gezeigt, welchen Weg ich einschlagen mußte. Denn das Versuchsergebnis war das genaue Gegenteil von dem, was Experimente mit Ratten und Mäusen erbracht hatten; bei ihnen läßt sich nämlich durch ständige Einwirkung von Teerprodukten Krebs erzeugen.

Dieser Gegensatz wurde für mich zum Ansatzpunkt meiner Überlegungen, *nicht* etwa der Gedanke daran, daß Brieftauben offenbar gegen Krebs immun sind, daß man bei ihnen nie Krebs erzeugen könne. Ich dachte also nicht darüber nach, weshalb man bei Mäusen Krebs erzeugen kann. Mich beschäftigte vielmehr die Frage, *weshalb* dies bei Brieftauben *nicht* möglich ist.

Anders ausgedrückt: Mich interessierte nicht, welche letztlich zu Tumorbildung führende Schäden Teer im Stoffwechsel der Maus hervorruft, sondern ich fragte mich, *welche Faktoren* im Stoffwechsel der Brieftaube eine Tumorbildung *verhindern*. Denn das Ausbleiben verhängnisvoller Folgen erlaubt doch den Schluß, daß irgend etwas im Stoffwechsel der Brieftauben sie unterbindet. Meine Aufgabe war es also, die noch unbekannten Faktoren aufzuspüren. Sollte mir das gelingen, wäre die Aussicht auf die Möglichkeit einer wirkungsvollen Krebsbehandlung gegeben.

1 Beobachtungen bei Brieftauben

Die Körpertemperatur der Brieftaube beträgt nicht 37°C wie beim Menschen, sondern 40°C. Die Brieftaube besitzt keine Schweißdrüsen, wohl aber ein dichtgeschlossenes Federkleid. Ihre morphologische Struktur ist auf möglichst geringen Wärmeverlust ausgerichtet, damit so gut wie alle erzeugte Energie zum Fliegen verwendet werden kann. Wodurch entsteht diese Energie? Antwort: Durch Oxydationsprozesse. Um Ihnen eine Vorstellung von dem enormen Ausmaß der Oxydationsvorgänge zu vermitteln, möchte ich folgendes Beispiel anführen:

Angenommen, eine Brieftaube legt auf einem Flug eine Strecke von 700 km zurück und erreicht eine Stundengeschwindigkeit von 70 km, dann muß sie 10 Stunden unablässig fliegen. Sie macht 5 Flügelschläge pro Sekunde, also insgesamt $10 \times 60 \times 60 \times 5 = 180\,000$ Flügelschläge.

Diese ganz beachtliche Zahl von Flügelschlägen ist erforderlich, um die 500 g schwere Taube 10 Stunden lang mit einer Geschwindigkeit von 70 km/h durch den Luftraum zu bewegen. Es erübrigt sich eigentlich zu sagen, daß die Taube schon von ihrer Konstitution her über ein großes Oxydationsvermögen verfügen muß, um die nötige Energie aufbringen zu können.

Wenn man nun weiter überlegt, daß die Taube 500 g wiegt und täglich etwa 30 g Körner frißt, d. h. im Monat 1000 g, dann müßte ein 75 kg schwerer Mensch vergleichsweise monatlich 150 kg feste Nahrung zu sich nehmen und auch verbrennen.

Daraus läßt sich folgern: Es ist nicht auszuschließen, daß die Taube von Natur aus gegen jeden Versuch unsererseits, bei ihr künstlich Krebs zu erzeugen, dadurch geschützt ist, daß sich ihr Stoffwechsel durch ein besonders großes Oxydationsvermögen auszeichnet.

Meine Aufgabe war es nun, nach den Stoffen zu suchen, die sich auf das Oxydationsvermögen auswirken, nach Stoffen also, die imstande sind, Vitalität und Oxydationsvermögen gewissermaßen in einen Optimalzustand zu bringen. Diese Möglichkeit bot sich mir insofern, als die Ergebnisse der allwöchentlichen Wettflüge Aufschluß über die »guten« Stoffe geben konnten.

Ich versuchte also, den Stoffwechsel der Tauben so zu beeinflussen, daß Gesundheit und Leistungsfähigkeit »der Taube als Ganzes« gesteigert wurden. Da der Stoffwechsel Tag für Tag, Woche für Woche und Jahr für Jahr durch die Nahrung unterhalten wird, lag es nahe, daß ich vorrangig der *Qualität* des Futters besondere Aufmerksamkeit schenkte. Zur Erhaltung der Gesundheit genügt es nicht, daß alle Zellen des Körpers ernährt werden; es kommt vielmehr darauf an, daß den Zellen *alle benötigten Aufbaustoffe gleichzeitig und im richtigen Mengenverhältnis* angeboten werden. Daraus ergibt sich, daß nicht so sehr die *Quantität* der Nahrung für den Gesundheitszustand verantwortlich ist, sondern vor allen Dingen ihre *Qualität*. Falsche Ernährung, insbesondere das Fehlen notwendiger Stoffe, führt letztlich zu einer Entgleisung der auf Finalität ausgerichteten Stoffwechselprozesse und somit zur Voraussetzung für die Entstehung von Krankheiten. Daher galten die von mir an Tauben durchgeführten Fütterungsversuche vorrangig der Ermittlung von *Qualitätseffekten*.

Ich hatte also nicht vor (wie der deutsche Pharma-Konzern), bei Brieftauben Krebs zu erzeugen, um daraus irgendwelche Folgerungen ziehen zu können – nein, *ich ging den umgekehrten Weg:* Ich versuchte, die Taube in einen optimalen Gesundheitszustand zu bringen und zu ermitteln, welche Stoffe ihn bewirken. Diese Untersuchungen habe ich in den Jahren vor 1940 durchgeführt.

Mein ganzes Sinnen und Streben konzentrierte sich also auf den *Stoffwechsel* und die interzellularen *Oxydationsprozesse*. Mit Hilfe meiner Fütterungsversuche wollte ich herausfinden, welche in der Nahrung enthaltenen Stoffe einen normalen Ablauf dieser Vorgänge garantieren. Anders ausgedrückt: Ich wollte in Erfahrung bringen, was bei einer Brieftaube als *vollwertige Nahrung* angesehen werden kann. Und da sich der Mensch ähnlich ernährt wie die Brieftaube, gelten die gewonnenen Erkenntnisse ohne weiteres auch für den Menschen.

2 Versuche mit Brieftauben

Ich bin im Gut »Hoogstad« zu Vlaardingen-Ambacht geboren, das ich später von meinen Eltern erbte. Schon als Junge hatte ich einen Taubenschlag. Die Beschäftigung mit den Brieftauben war meine größte Freude. Kurz nachdem ich mich dort als Arzt niedergelassen hatte, kam eines Tages ein Junge mit einer kranken Brieftaube zu mir und erzählte, sein Vater habe das Tierchen schon untersuchen lassen, es leide an einer Krebsgeschwulst. Dann fragte er mich, ob sich da wohl noch etwas machen lasse. Mit dieser kranken Taube habe ich meinen ersten Versuch durchgeführt. Ich entnahm ihr mittels einer Injektionsspritze etwas von dem Tumorgewebe und impfte es einer meiner gesunden Tauben in die Brustmuskulatur. Nach einigen Wochen verendete das krebskranke Tierchen, meine geimpfte Taube aber überlebte.

Wie bereits ausgeführt, schrieb ich dann an einen großen deutschen Pharma-Konzern, von dem ich als apothekeführender Arzt Medikamente bezog, wieviel Tauben bezüglich des Stoffwechsels einem Menschen vergleichbar seien. Die Antwort lautete: 24 Tauben. Gleichzeitig teilte mir die Forschungsabteilung mit, *daß man bei gesunden Brieftauben künstlich keinen Krebs erzeugen könne.* Das stimmte also mit dem Ergebnis meines Experiments überein.

Ich sehe darin einen *Beweis* dafür, daß eine *gesunde* Brieftaube mit *gesundem* Stoffwechsel einen mysteriösen *Unterdrücker haben muß*, der sie gegen Krebs schützt. Und andererseits wird eine Beeinträchtigung der Gesundheit mit gleichzeitig rückläufigen Oxydationsprozessen zur Folge haben, *daß der bewußte Unterdrücker in seinen Funktionen gehemmt, ja sogar ganz ausgeschaltet wird,* wodurch der Krebs die Möglichkeit bekommt, sich im Körper einer Brieftaube oder eines Menschen zu entwickeln.

Das ist der Punkt, an dem ich zu einer *völlig neuen Auffassung* gelangte – nämlich nicht länger bei Versuchstieren Krebs zu *erzeugen*, sondern gesunde Brieftauben, bei welchen Krebszellen *verschwinden*, für Versuche zu benutzen, die Aufschluß darüber geben sollten, *welche in der Nahrung enthaltenen Stoffe einen optimalen Gesundheitszustand bewirken*, um so dem mysteriösen Unterdrücker auf die Spur zu kommen. Anders ausgedrückt: Statt wie bisher (d. h. nach der alten Auffassung) zu versuchen, eine uneinnehmbare Festung zu erstürmen, näherte ich mich dem Problem von der anderen Seite und setzte am Ausgangspunkt der Krankheit an – nicht an ihrem Endpunkt –, wobei mir sehr zustatten kam, daß sich die Brieftaube ganz ähnlich ernährt wie der Mensch.

Diese Überlegungen und Einsichten wurden richtungweisend für meine Taubenversuche. Ich begann zunächst mit zwei, später vier Käfigen à 24 Tauben. Um herauszubekommen, welchen Einfluß ein bestimmter Stoff im Futter auf den Gesundheitszustand der Taube und somit auf deren Stoffwechsel und die Oxydationsprozesse hat, ging ich folgendermaßen vor: Die Tauben beider Käfige erhielten einige Wochen lang dasselbe gängige Futtergemisch. Folge: Zwischen den Tauben beider Käfige war kein Unterschied feststellbar. Dann gab ich den Tauben des einen Käfigs Hefe ins Trinkwasser. Da Hefe die Vitamine des B-Komplexes enthält, mußte das Futter der Tauben des anderen Käfigs frei von allen B-Vitaminen sein. Statt Weizen erhielten diese Tiere nunmehr Weißbrotkrümel, statt Gerste und Paddy (d. i. ungeschälter Reis) erhielten sie Perlreis; Bohnen, Erbsen und Mais konnten weitergefüttert werden. Nach einigen Wochen zeichnete sich deutlich ein Unterschied ab: Die Tauben des ersten Käfigs »kamen in Form«, für die Tiere des zweiten Käfigs traf dies nicht zu. Dafür lieferte ein Flug über mehrere hundert Kilometer einen ganz klaren Beweis, denn die Tiere aus dem ersten Käfig kamen ohne Ermüdungserscheinungen und flügelschlagend zurück, während die Tauben aus dem zweiten Käfig ihre Flügel hängen ließen und sichtlich erschöpft waren. Für mich war dies eine Bestätigung, daß bei diesen Tieren das Oxydationsvermögen nachgelassen hatte und infolgedessen auch die Energieerzeugung, so daß die Tiere müde und matt geworden waren.

Diese Methode habe ich natürlich auch zur Ermittlung der übrigen Stoffe angewendet. Beim Vitamin E bespielsweise fütterte ich die Tauben des ersten Käfigs mit gekeimtem Weizen und gab ihnen Vitamin-E-Tabletten ins Trinkwasser. Die Dosierung war einfach, da ja 24 Tauben einem Menschen gleichkommen, und der Vitamin-E-Bedarf des Menschen war auf dem Informationszettel angegeben, der dem Vitamin E-Präparat beigepackt war. Die Tauben des zweiten Käfigs erhielten das übliche Futtergemisch. Das Ergebnis fiel ebenso aus wie beim Versuch mit dem Vitamin-B-Komplex. Das Vitamin E halte ich für sehr wichtig. Einige Jahre zuvor hatte ich nämlich einen elfjährigen Tauber damit behandelt. Daraufhin gewann dieser bei einem Wettflug über 1300 km (von Barcelona in die Niederlande) sogar auf internationaler Ebene einen Preis. Auf die Versuche mit Jod und Zitronensäure kam ich durch ein Werbefaltblatt von Winzern aus der Gegend von Bordeaux.

Natürlich habe ich auch viele Stoffe untersucht, die sich für meine Zielsetzung als untauglich erwiesen.

Diese Versuche mit Brieftauben erbrachten jedenfalls den unwiderlegbaren Beweis dafür, daß acht Stoffe – und zwar die Vitamine A, B-Komplex, E und D sowie Zitronensäure, Jod, Schwefel und Eisen – zur Erhaltung eines guten Gesundheitszustandes unbedingt in der Nahrung enthalten sein müssen. Sie bewiesen andererseits auch, daß *ein chronischer Mangel an diesen Stoffen* trotz ausreichend vorhandenen Sauerstoffs zu *verminderter Oxydation zugunsten von interzellulären Gärungsprozessen* führt. Dadurch wird den Krebszellen der Weg freigemacht. Ich kann in diesem Zusammenhang also sagen: »Die Brieftaube enthüllt das Rätsel des Krebses.«

Vielleicht ist Ihnen aufgefallen, daß bei den oben genannten Stoffen das Vitamin C fehlt. Dieses wird nämlich je nach Bedarf von den Tauben selbst gebildet. Im folgenden werde ich bei der Schilderung der Behandlung meines ersten Krebspatienten noch erklären, weshalb Vitamin C außer den bereits genannten Stoffen eine so große Rolle spielt.

3 Das Ulcus cruris (Unterschenkelgeschwür, »offenes Bein«)

Das Problem des Ulcus cruris, das Prof. Tendeloo zufolge Ausgangspunkt einer Krebsbildung werden kann, hat mich nicht mehr losgelassen. Wenn es stimmte, was die Winzer geschrieben hatten, wäre nicht auszuschließen, daß ein Ulcus cruris mit Zitronensäure und Jod günstig beeinflußt werden könnte. Als dann eines Tages ein Patient mit einem jahrealten Ulcus cruris zu mir in die Sprechstunde kam, beschloß ich, von einer lokalen Behandlung des Unterschenkelgeschwürs abzusehen und statt dessen *den ganzen Menschen* intern zu behandeln. Ich verschrieb ihm also Zitronensäure und Jod, ergänzt durch Stoffe, die ich durch meine Taubenversuche ermittelt hatte.

Außerdem empfahl ich ihm den Verzicht auf Zucker und riet ihm zum Verzehr von reichlich Zitronen. Die dadurch zugeführte Ascorbinsäure spielte eine wichtige Rolle. Nach sechs Wochen war das Ulcus vollkommen verheilt.

Später hatte ich noch mehrere schwere Fälle von Ulcus cruris zu behandeln. Der Verlauf war immer der gleiche: Durch Verabreichung von *Zitronensäure* und *Jod*, kombiniert mit einer reichlich *Ascorbinsäure* enthaltenen Diät und den *Vitaminen A und E* kam es zu völliger Heilung.

Im Hinblick auf die Bekämpfung des Krebses veranlaßten mich diese Resultate ebenso wie die mit meinen Tauben durchgeführten Versuche zur Aufstellung folgender Thesen:

1. Das starke Oxydationsvermögen der Brieftauben und ihr gesunder Stoffwechsel, die von einer Reihe ermittelter Stoffe unverkennbar beeinflußt werden, schützen diese Vögel vor Krebs. Diese bestimmten Stoffe könnten einmal zu einer Waffe gegen den Krebs werden.
2. Die Tatsache, daß ein Ulcus cruris Professor Tendeloo zufolge für Krebs prädisponieren kann, daß also eine Basis für die

Entstehung von Krebs gegeben sein muß, erlaubt den Schluß, daß diese Basis auf die gleiche Weise beseitigt werden kann – nämlich durch eine Behandlung *des ganzen Menschen* mit den von mir ermittelten Stoffen.

3. Ich wurde mehr und mehr von der Richtigkeit meines Grundgedankens überzeugt, daß Krebs auf einer Entgleisung des Stoffwechsels beruht, vornehmlich auf vermindertem Oxydationsvermögen und vermehrten Gärungsprozessen, also auf einem Abbau von Kohlenhydraten (Zucker und Stärke) ohne Beteiligung von Sauerstoff unter Bildung von Milchsäure.

Anders ausgedrückt: Wenn überhaupt Krebs entsteht, dann entsteht er in einem Organismus mit entgleistem Stoffwechsel und vermindertem Oxydationsvermögen unter gleichzeitigem Auftreten eines Gärungsferments. Die daraus zu ziehende Folgerung liegt auf der Hand: *Man beseitige mittels der ausfindig gemachten Stoffe die (Krebs-)Basis*, dann verschwindet wahrscheinlich auch die Krebsgeschwulst. *Die Richtigkeit oder Unrichtigkeit dieses Schlusses konnte nur durch den Versuch am Krankenbett bewiesen werden.*

4 Rekapitulation und Schlußfolgerung

1. Experimentell ist nachgewiesen worden, daß man bei *gesunden* Brieftauben auf keinerlei Weise Krebs erzeugen kann.

2. Experimentell ist nachgewiesen worden, daß eine Injektion lebender Krebszellen bei *gesunden* Tauben keine Krebsgeschwulst hervorruft. Die logische Folgerung ist, daß bei Brieftauben der *gesunde Stoffwechsel* als *Unterdrücker* fungieren muß, so daß die eingespritzten Krebszellen nicht überleben.

3. Experimentell ist nachgewiesen worden, daß der *gesunde Stoffwechsel* einer Brieftaube abhängig ist von den acht Stoffen Zitronensäure, Eisen, Jod, Schwefel, Vitamine A, B-Komplex, C und E. Zur Erhaltung eines gesunden Stoffwechsels müssen daher diese Stoffe stets ausreichend in der täglichen Nahrung vorhanden sein.

4. Experimentell ist nachgewiesen worden, daß eine absichtliche Reduzierung dieser Stoffe im Taubenfutter schwerwiegende Folgen hatte: Einbuße der optimalen Gesundheit, Vitalitätsverlust, Herabsetzung der Leistungsfähigkeit auf den Wettflügen, d. h. Auftreten von Ermüdungserscheinungen, was auf rückläufige interzelluläre Oxydationsprozesse und folglich verminderte Energieproduktion hinweist. – Hinreichend Beweise, daß bei diesen Tauben eine Entgleisung des Stoffwechsels stattgefunden hat.

5. Experimentell ist somit auch nachgewiesen worden, daß sich infolge dieses entgleisten Stoffwechsels embryonale Regenerationszellen nicht zu normalen sauerstoff-atmenden Zellen entwickeln können. Dann überwiegen in den Zellen Gärungsprozesse gegenüber Oxydationsprozessen.

6. Experimentell ist dadurch weiterhin nachgewiesen worden, daß *die Fähigkeit* eines *gesunden* Stoffwechsels, die Bildung von Krebszellen zu unterdrücken, in einem *entgleisten* Stoffwechsel ständig abnimmt und schließlich in einem völligen

Ausfall des Unterdrückers endet. Die Folge ist dann, daß die nicht mehr gesunde Taube sehr wohl Krebs bekommen kann, was mit meinen Erfahrungen übereinstimmt.

7. Experimentell ist damit ferner nachgewiesen worden, daß der Bildung einer Krebsgeschwulst eine Entgleisung des Stoffwechsels des gesamten Organismus vorausgeht, der der Ausfall des Unterdrückers unmittelbar folgt, wodurch einer Krebsbildung der Weg freigemacht wird. *Krebs ist also keine lokale Krankheit, sondern eine Erkrankung des gesamten Organismus.* Der Tumor ist lediglich ein *Symptom* dieser Erkrankung; *die eigentliche Ursache ist die Entgleisung des Stoffwechsels* und damit der Ausfall des Unterdrückers. Die Konsequenz liegt auf der Hand: Man muß versuchen, den Stoffwechsel durch Verabreichung der bestimmten acht Stoffe wieder zu normalisieren. Gelingt dies, so wird der gesundete Stoffwechsel wieder die Unterdrückerfunktion übernehmen. Was dann mit dem Tumor geschieht, kann allein durch das Experiment am Krankenbett ermittelt werden.

5 Die erste Heilung eines Krebskranken

Im Dezember 1939 kam ein Mann namens Leendert Brinkman in meine Sprechstunde. Ich stellte bei ihm einen Tumor im Leib mit Metastasenbildung im Leistengebiet sowie am Oberschenkel fest und veranlaßte eine sofortige Operation. Der Chirurg äußerte sich dazu folgendermaßen: »Brinkman habe ich operiert. *Bei dem Tumor handelt es sich um Krebs, der bereits bis in den Beckenbereich vorgedrungen war,* so daß ich ihn nicht entfernen konnte. Ich habe die Wunde also wieder geschlossen, *ohne den Tumor entfernt zu haben.* Wenn die Fäden gezogen sind und die Wunde verheilt ist, kann Brinkman zum Sterben nach Hause entlassen werden.«

Nachdem Brinkman wieder daheim war, habe ich mit ihm gesprochen und ihm von meinen Taubenversuchen erzählt. Dann habe ich ihm freigestellt, sich angesichts der Schwere des Falles einer Behandlung mit Stoffen zu unterziehen, von denen ich annehmen mußte, daß sie eventuell Aussicht auf Heilung böten.

Die Antwort Brinkmans, die von Weisheit und starkem Glauben zeugte, lautete: »Herr Doktor, ich weiß, daß mein Zustand hoffnungslos ist; aber bei Gott ist nichts unmöglich. Ich bin davon überzeugt, daß Sie alles Menschenmögliche für mich tun werden; und sollte mir die Behandlung schon nicht nutzen, so diene ich Ihnen mit meinem kranken Körper doch wenigstens bei der Suche nach Mitteln und Wegen zur Lösung des Problems.« Ich möchte nicht verhehlen, daß mich diese Worte tief ergriffen haben.

Dieser Mann war der erste Patient, den ich mit einer besonderen Diät und jenen Stoffen behandelte, die ich durch meine Taubenversuche ermittelt hatte. Nach seiner Genesung erzählte Brinkman jedem, der es nur hören wollte: »Ich habe Apfelsinen und Zitronen nicht schubkarrenweise, sondern waggonweise gegessen.« Es erübrigt sich fast hinzuzufügen, daß ich mir darüber klar war, diesem Mann Tag für Tag nicht Milligramm-Dosen, sondern eine wahre Flut von Ascorbinsäure zugeführt zu haben, so daß *sie, d. h. Vitamin C, noch in die Reihe der ermittelten Stoffe aufgenommen werden mußte.*

Brinkman wurde für seine Bereitschaft, sich meiner Behandlung zu unterziehen, reichlich belohnt. Der Tumor und die Metastasen verschwanden. Ein Jahr später konstatierte der Chirurg seine völlige Genesung. Er wurde fast 90 Jahre alt. Da er 1940 – d. h. zur Zeit der Behandlung – 56 Jahre alt gewesen war, konnte er sein Leben noch fast 35 Jahre genießen.

Ich hatte Brinkman folgende Diät vorgeschrieben:

Kein Fleisch, Fisch oder Geflügel; an Getränken kein Wasser, Kaffee oder Tee – statt dessen Saft von Roten Rüben, Mohrrüben, sauren Äpfeln und Birnen (mittels Saftzentrifuge hergestellt und frisch getrunken); kein Zucker und keine zuckerhaltige Nahrung; mäßig Salz; täglich ½ l Buttermilch oder Buttermilchbrei; Zitronensaft, eventuell gemischt mit Apfelsinensaft, Beerensaft; täglich ein oder zwei Eidotter (kein Eiweiß); dunkles Brot (Vollkornbrot) mit Butter und Käse; keine Kartoffeln, wohl aber Reis mit Butter und grünen Gemüsen, vor allem Gurken; auch andere Gemüse wie Mohrrüben, Rote Rüben, Spargel sind erlaubt; verwendet wird ausschließlich ungeschälter Reis (samt Keim- und Randschichten), auch geschrotet, der in (Voll-)Milch gekocht werden darf; erlaubt sind außerdem Pflaumen, Aprikosen, Mus von sauren Äpfeln, Birnen und Pfirsiche; Erbsensuppe ohne Fleisch und Speck, wohl aber mit Zwiebeln, Mohrrüben, Knollensellerie und sonstigen Gemüsen; keine Abführmittel – wenn nötig, dreimal täglich einen Breilöffel (Größe zwischen Eß- und Teelöffel) voll Olivenöl; viel Obst.

Mir war freilich klar, daß ich mit diesem Erfolg in Widerspruch geriet *zur alten Auffassung der Krebsforscher* und zu ihrer Behandlung mittels Operation, Bestrahlung und Zytostatika. Die Folgen konnten nicht ausbleiben; und es ist nur bedauerlich, daß die *Auseinandersetzung zwischen alter und neuer Betrachtungsweise* sich in den Niederlanden inzwischen zu einem zweiten Semmelweis-Drama ausgeweitet hat.

6 Die alte Anschauungsweise der Krebsforscher

Sie wissen sicher, daß auf dem Gebiet der Medizin in den letzten hundert Jahren enorme Fortschritte gemacht worden sind. Fast alle Krankheiten haben wir heute unter Kontrolle. Doch trotz aller Anstrengungen gab es ein Leiden, das sich weiterhin in den Schleier des Geheimnisvollen hüllte und in vielen Familien Tod und Verderben säte – eine Krankheit, deren Namen man nur schaudernd aussprach: *Krebs*. Und gerade dieser Krankheit habe ich als Vlaardinger Landarzt mein ganzes Leben gewidmet. Es ist mir gelungen, dieses schwierige und, wie es schien, unlösbare Problem in einem völlig neuen Licht zu sehen. Zahlreiche Ärzte halten heute meine neue Auffassung vom Krebsproblem für die richtige, weil es mir gelungen ist, viele zum Tode verurteilte Krebskranke, die die Krankenhäuser nur zum Sterben verlassen hatten, doch noch zu heilen. *Dies wurde durch ärztliche Kontrollen zweifelsfrei konstatiert.* Daher möchte ich Ihnen einen möglichst deutlichen Einblick sowohl in die alte Anschauungsweise der Krebsforscher als auch in meine neue Anschauungsweise vermitteln.

Wenn wir mit der alten Auffassung beginnen und die Frage stellen: Was ist Krebs?, dann muß man an das denken, was auf dem letzten Krebskongreß in Amsterdam abschließend vermerkt wurde – daß nämlich niemand auf der Welt Aussagen über die Ursache des Krebses machen könne. Dies impliziert, daß auch niemand zu erklären vermag, was Krebs eigentlich ist, obwohl die Mediziner zu sagen pflegen: »Das ist Krebs, und jenes ist kein Krebs« – statt: »Das *nennen* wir Krebs.« Dadurch meinen viele Ärzte und mehr noch Laien irrtümlicherweise, man wisse, was Krebs sei. Die verschiedenen Krebstheorien sind ein deutlicher Beweis dafür, daß das Wort »Krebs« lediglich der Name für etwas ist, was noch völlig im dunkeln liegt. – So war jedenfalls noch zu Beginn unseres Jahrhunderts die Sachlage. Dies führte dazu, daß seinerzeit eine Gruppe von Wissenschaftlern, die damit begonnen hatten, sich mit der mysteriösen Krankheit zu befassen, eine Art Arbeitspapier erstellten, die sogenannte *Zellularhypothese*, deren wichtigste Punkte lauteten:

1. Krebs ist eine lokale Krankheit.
2. Sie besteht in einer Tumorbildung.
3. Es handelt sich dabei um eine Wucherung abnormaler Zellen.
4. Diese Zellen wachsen hemmungslos.
5. Sie infiltrieren das umgebende Gewebe.

In diesem Zusammenhang muß darauf hingewiesen werden, daß die Richtigkeit dieser Hypothese nie wissenschaftlich bewiesen worden ist. Dieses Arbeitspapier ist also bis auf den heutigen Tag eine Hypothese geblieben, d. h. es wurde anhand visueller Eindrücke erstellt und nicht aufgrund wissenschaftlicher Beweise. Besonders merkwürdig ist es, daß man nach Jahrzehnten vergessen hatte, daß die gesamte Krebsforschung auf dieser *Hypothese* basierte, so daß man sie mit einem Haus vergleichen könnte, das ohne Fundament gebaut ist.

Dies gilt gleichermaßen für die lokale Behandlung des Krebses nach der alten Anschauungsweise. Operation, Bestrahlung und Zytostatika sind keine wissenschaftlich fundierten Behandlungsmethoden; man kann sie allenfalls als symptomatische Maßnahmen bezeichnen. Es fällt in diesem Zusammenhang auf, daß nie von einer kausalen Behandlung gesprochen wird, sondern lediglich von den *üblichen und allgemein anerkannten Methoden.*

So laborierte man jahrzehntelang erfolglos herum, ohne die Ursache des Krebses ermittelt zu haben – aber auch ohne sich zu fragen, ob die Erfolglosigkeit der Untersuchungen nicht womöglich auf einem Fehler in der Hypothese beruht, oder ob nicht in der alten Anschauungsweise irgendein grober Schnitzer steckt. Denn ohne zu wissen, was Krebs *ist*, fußten die Untersuchungen jahrelang auf dem, was man *sah*.

Man beging hier einen ähnlichen Fehler wie im Mittelalter. Da *sah* man, daß die Erde flach war, und man *sah*, daß die Sonne in weitem Bogen über sie hinwegzog. Jeder *sah* doch, daß die Erde stillstand und die Sonne getreulich ihren Weg verfolgte. So entstand die seinerzeit übliche und allgemein anerkannte Anschauungsweise von unserem Sonnensystem, bis Kopernikus und Galilei der Welt zeigten, daß jeder Mensch das Recht hat, selbständig nach der Wahrheit zu suchen. So gelangten sie zu der Erkenntnis, daß die alte Anschauungsweise umgekehrt werden müsse.

Darf ich Sie nun kurz zu einem Vogelflug nach Wien mitnehmen, wo in der alten Entbindungsanstalt viele junge Frauen am berüchtigten Kindbettfieber starben, weil Professor Kleine sich weigerte, seine Hände in Chlorwasser zu desinfizieren? Warum tat er es nicht? Weil er keinen wissenschaftlichen Zusammenhang *sah* zwischen dem Chlorwasser auf dem Gang und den Gebärenden im Saal. Aber gerade hinter dem, was er *sah*, verbarg sich ein großer Irrtum. So kam es, daß bei ihm weiterhin die jungen Mütter starben, bei Semmelweis jedoch nicht.

Mir scheint, aus diesen beiden historischen Begebenheiten habe ich eine Lehre gezogen. Die alte Anschauungsweise habe ich als unzuverlässig beiseitegelegt und mich ganz allein auf die Suche nach der Wahrheit gemacht. Als Folge davon glaube ich, der Welt einen wissenschaftlichen Beitrag von bleibendem Wert geschenkt zu haben.

7 Neue Aspekte

Unser Dasein auf Erden ist ein ständiges Balancieren zwischen Leben und Tod. Niemand kann voraussagen, wie lange er leben und wann der Tod zuschlagen wird. Genauso ist unser Dasein ein Balancieren zwischen Gesundheit und Krankheit. Ist es da nicht seltsam und recht einseitig, daß sich die Medizin nahezu ausschließlich mit der Krankheit befaßt, ohne ausreichend zu berücksichtigen, daß es ja *zwei* sind, die um die Hegemonie kämpfen?

Jede wahre Heilkunde besteht darin, die Gesundheit zu stützen, um die Krankheit bewältigen zu können. Wer das begreift, versteht auch, weshalb man jahrzehntelang weltweit nach den Ursachen des Krebses gesucht hat und sie doch nicht ermitteln konnte. Man meinte, vor einem unlösbaren Rätsel zu stehen. Der Fehler bestand aber darin, daß man immer auf seiten der Krankheit suchte, ohne auf deren *Gegenspieler* zu achten, auf die Gesundheit und ihr Abwehrsystem. Daß ich dies bereits in den dreißiger Jahren erkannte, bedeutete für mich einen großen Schritt vorwärts. Denn dadurch fand ich den Weg zur Lösung des Krebsproblems. Das Wechselspiel zwischen Gesundheit und Krankheit nenne ich *Anti-Spiel*.

Man stelle sich einmal das menschliche Leben als zweipolige Vertikale vor; dann bezeichne ich den oberen Pol als Vitalität, den unteren als Mortalität. Solange sich die Vitalität zu behaupten vermag, wird die Mortalität zurückgedrängt und unterdrückt. Sinkt jedoch die Vitalität, so bedeutet dies – wieder auf die Vertikale bezogen –, daß der *Unterdrücker* der Mortalität entfällt. Was hat das zur Folge? Der Aufruhr im Körper, die Umstellung beginnt. Die konstruktiven Kräfte des Vitalitätspols büßen ihre Macht ein; und die destruktiven Kräfte des Mortalitätspols drängen nach oben und versuchen, die Herrschaft über den Organismus zu erringen. Zu den destruktiven Kräften gehören Mikroorganismen einschließlich Viren, aber auch *Fehlernährung*.

Hier ist die Benutzung des griechischen Wortes »anti« angebracht. Es bedeutet »gegen«, »gegenüber« und im weitesten Sinne »anstatt«, »an Stelle von«. Ein »Anti-Spiel« sehen wir bei Licht und Dunkel. Das Licht verursacht die Dunkelheit nicht, sondern unterdrückt sie. Erlischt das Licht, tritt dafür Dunkelheit ein. Wenn nun im Stoffwechsel eines Menschen durch Fehlernährung ein Mangel an jenen Stoffen eintritt, die zur Erhaltung eines optimalen Gesundheitszustandes notwendig sind, dann setzt vom Mortalitätspol aus eine Umkehr ein, eine Machtverschiebung zu Lasten der Vitalität, der Gesundheit.

Aus diesem Blickwinkel betrachtete ich also das biologische Leben unseres stofflichen Leibes. Und dadurch wiederum gelang es mir bereits in den dreißiger Jahren, in die Geheimnisse jener fürchterlichen Krankheit vorzustoßen, die bis dato allen ein Rätsel gewesen war.

Ein Krebspatient ist ein Mensch, der auf eine ganz besondere Art und Weise krank ist. Er befindet sich nicht mehr in einem optimalen Gesundheitszustand. Eine vom Mortalitätspol ausgehende Revolte führt zur Verdrängung der Vitalität, so daß man die berechtigte Frage stellen kann, wie sich diese Umstellung im Körper äußert; denn es muß doch Anzeichen dafür geben, daß der Gesundheitszustand des Menschen gelitten hat. Nach genauer Untersuchung Krebskranker – und zwar ihres ganzen Körpers – fand ich folgende Symptome:

1. Allgemeine Symptome, worunter ich *kleine Veränderungen* verstehe, die sich am Körper des Patienten leicht feststellen lassen;
2. Gewichtsverlust, Abmagerung, Kräfteverfall;
3. Mikroorganismen im Blut, nachweisbar in zehntausendfacher Vergrößerung; außer der Siphonospora polymorpha (von Brehmer) erkennt man noch viel kleinere Mikroorganismen;
4. Tumorbildung.

Die wichtigste Frage, die sich nun stellt, ist die, wie sich diese vier Faktoren zueinander verhalten. Wie können wir sie erklären? Sind alle vier die Folge einer einzigen Ursache? Nach der alten Anschauungsweise der Krebsforscher war die Ursache noch nicht bekannt. Es ist freilich unmöglich, Zusammenhänge zwischen den vier Faktoren und einer unbekannten Ursache aufzuzeigen. Besser stellt man zunächst die Frage: Was sagt die alte Zellularhypothese aus? Ihre Anhänger beharren auf dem Standpunkt, bei Krebs handle es sich um einen *ganz lokalen Prozeß*. Ihnen zufolge ist die Bildung einer Krebsgeschwulst ein zellularer Vorgang. Die Umwandlung einer zunächst normalen Zelle in eine bösartige gehe allein von der Zelle aus.

Wie man sieht, kann die Ursache der Krankheit nicht isoliert vom Krebsprozeß gesehen werden. Verfolgt man diesen Gedanken konsequent, so müßten demnach die drei anderen Faktoren Folgen des lokalen zellularen Prozesses sein – und das ist ein Ding der Unmöglichkeit. Der daraus zu ziehende Schluß liegt auf der Hand: *Die Zellularhypothese ist unhaltbar.* Dafür spricht überdies auch meine Feststellung, daß einige der allgemeinen Symptome ausgelöst werden durch *Vitaminmangel als Folge einer Fehlernährung.*   Damals fragte ich mich, ob man die alte Anschauungsweise nicht *umkehren* müsse, indem man davon ausging, daß *zuerst der Organismus durch das Fehlen unverzichtbarer Stoffe erkrankt,* was eine *Entgleisung des Stoffwechsels* zur Folge hat, und dann erst eine Tumorbildung erfolgt, so wie auch dann erst die übrigen drei Symptome auftreten – daß also alle vier Faktoren auf ein und demselben Sachverhalt basieren, nämlich auf einem durch Fehlernährung gestörten Stoffwechsel.

8 Erläuterungen

In den vorausgegangenen Kapiteln, in denen ich meine Anschauungsweise dargelegt habe, war des öfteren die Rede von
1. einer Entgleisung des Stoffwechsels,
2. auf Finalität ausgerichteten Prozessen und
3. belanglos erscheinenden Symptomen beim Krebskranken.

Diese Ausdrücke bedürfen einer weiteren Erläuterung, damit man ihre eigentliche Bedeutung und Tragweite zu erfassen und zu ermessen vermag und niemand denken kann, auch meine neue Anschauungsweise beruhe – wie die alte der Krebsforscher – auf einer Hypothese. Das ist nämlich nicht der Fall. Dagegen verwehre ich mich gerade, wenn ich immer wieder sage: »Nicht reden! Nicht theoretisieren! Sondern sich ans Krankenbett setzen, Beobachtungen machen, Tatsachen feststellen und dann Beweise erbringen!«

Was verstehe ich also unter einer *Stoffwechselentgleisung?* Darunter verstehe ich, daß die auf Finalität ausgerichteten Stoffwechselprozesse nur dann die Gesundheit des Körpers und damit auch der Zellen gewährleisten können, wenn die dazu benötigten Stoffe ständig in ausreichender Menge im Organismus vorhanden sind. Ist jedoch durch langfristige Fehlernährung, d.h. unzureichende Versorgung des Körpers mit notwendigen Stoffen oder durch deren Beeinträchtigung mittels karzinogener Substanzen ein chronischer Mangel an diesen Stoffen eingetreten, so ist das *Endziel* der auf Finalität ausgerichteten Prozesse *unerreichbar.* Mit anderen Worten: Die im Stoffwechsel auf Finalität ausgerichteten Prozesse entgleisen. Was besagt diese Definition?
Diese Definition besagt,
1. daß ich nie behauptet oder gemeint habe, *alle* Arten von Krebs entstünden durch *Fehlernährung,* denn selbst bei einer vollwertigen Ernährung können die unverzichtbaren Stoffe durch karzinogene Stoffe gebunden oder zerstört werden. Es kann

35

beispielsweise sogar vorkommen, daß trotz vollwertiger Ernährung und Nichtvorhandenseins krebserregender Stoffe eine große Brandwunde so stark schrumpfendes Narbengewebe bildet, daß die Zu- und Abfuhrwege in diesem Bereich abgeklemmt werden und eine Versorgung der betreffenden Körperpartie mit unentbehrlichen Stoffen nicht gewährleistet ist, so daß dort keine interzellulären Oxydationsprozesse stattfinden können, die Zellen also notgedrungen auf Gärung umschalten müssen und dadurch Gefahr laufen, krebsig zu entarten.

Diese Definition besagt,

2. daß sie sich mit meinen Taubenversuchen vereinbaren läßt, bei denen auf unentbehrliche Stoffe *absichtlich* verzichtet wurde, um eine Stoffwechselstörung zu verursachen, die nicht nur rückläufige Oxydationsprozesse zur Folge hatte, sondern gleichzeitig auch eine Schwächung der Vitalität, so daß man nicht mehr von einem optimalen Gesundheitszustand sprechen konnte und es zwangsläufig zu einer Revolte des Mortalitätspols kam.

Diese Definition besagt,

3. daß sie auch mit den an einem Ulcus cruris gemachten Beobachtungen übereinstimmt. In den zwanziger und dreißiger Jahren versuchte man, ein Ulcus cruris durch *äußerliche* Behandlung mittels verschiedener Salben zu heilen, und hatte damit meist nicht viel Erfolg. Trotz all dieser Bemühungen wurde das Ulcus häufig *chronisch* und neigte dann dazu, krebsig zu entarten. Schon in den zwanziger Jahren habe ich (anläßlich meiner Abschlußprüfung) die Auffassung vertreten, daß die Ursache der schlechten Heilfähigkeit, also des Chronischwerdens des Ulcus, nicht in einem *äußerlichen* Gewebedefekt zu suchen sei, sondern in der *inneren* Gesamtverfassung des Menschen, vornehmlich in einem Mangel an bestimmten Stoffen, die der Organismus zur Heilung einer Wunde braucht. Denn es ist ja nicht der Arzt, der die Wunde heilt, es ist der Körper selbst. *Dazu ist er allerdings nicht imstande, wenn die für diesen Prozeß erforderlichen Stoffe nicht ausreichend vorhanden sind bzw. ganz fehlen.*

Sehen Sie, das verstehe ich unter einer Stoffwechselentgleisung.

Zusammenfassend läßt sich folgendes sagen:

1. Die Forschungsabteilung eines großen deutschen Pharma-

Konzerns *(Bayer)* teilte mir mit, daß gesunde Brieftauben die ihnen injizierten lebenden Krebszellen abzutöten bzw. zu vernichten vermögen, was ich damals umgangssprachlich und mehr scherzhaft »einschmelzen« nannte, weil in den dreißiger Jahren kein Mensch sagen konnte, wo denn die implantierten Zellen geblieben waren.

2. Ich sah in der Tatsache, daß im *gesunden* Körper einer Brieftaube Krebszellen einfach verschwinden, einen Beweis dafür, daß die *gesunde* Brieftaube in ihren *gesunden* Stoffwechsel über einen mysteriösen *Unterdrücker* verfügen bzw. ein *Abwehrsystem* besitzen muß, wodurch die Taube gegen Krebs gefeit ist. Es versteht sich also, daß ich für meine Versuche *gesunde* Brieftauben benutzte, um zu ermitteln, welche in der Nahrung vorkommenden Stoffe die Grundlage eines optimalen Gesundheitszustandes bilden, um so dem mysteriösen Unterdrücker auf die Spur zu kommen.

3. Da mir bekannt war, daß eine Brieftaube *nicht grundsätzlich immun gegen Krebs* ist, wurde mir klar, daß eine Beeinträchtigung des optimalen Gesundheitszustandes, herbeigeführt durch eine Stoffwechselentgleisung, zur Folge haben mußte, *daß der Unterdrücker bzw. das Abwehrsystem nicht mehr funktionstüchtig ist,* wodurch es dann *doch* möglich wird, daß eine Brieftaube Krebs bekommt. In diesem Falle befindet sich die Brieftaube also *nicht mehr in bestmöglicher Kondition.* Folglich geht der Krebsbildung eine Stoffwechselentgleisung voraus, die meistens auf eine Fehlernährung zurückzuführen ist. Daraus ergibt sich, daß eine Krebsgeschwulst kein lokaler Krankheitsprozeß ist, sondern eine *Erkrankung des gesamten Organismus, die der Tumorbildung vorausgeht;* letztere ist somit eine *Folgeerscheinung* des eigentlichen Mißstandes.

Das also ist der Kern meiner neuen Anschauungsweise. Man könnte freilich einwenden: Ja, bei Brieftauben mag das so sein, aber es braucht deswegen doch noch nicht für Menschen Gültigkeit zu haben. – Doch, wohl, denn es geht ja um die Nahrung, und die ist bei Taube und Mensch fast gleich. Es läßt sich also nicht von vornherein ausschließen, daß die *Entstehungsgeschichte* des Krebses beim Menschen dieselbe ist wie bei der Brieftaube.

Bewiesen ist, daß die Brieftaube Krebs bekommen kann, wenn sie erst einmal einer Stoffwechselentgleisung zum Opfer gefallen ist. Weshalb also sollte dieser Tatbestand nicht auch für den Menschen zutreffen? Und warum sollte eine Stoffwechselentgleisung beim Menschen nicht durch therapeutischen Einsatz jener acht Stoffe behoben werden können, die ich bei meinen Taubenversuchen ermittelt habe? Angenommen, daß diese Möglichkeit besteht und der Stoffwechsel eines Krebskranken wieder normalisiert wird – *wieso sollte es dann nicht möglich sein, daß der mysteriöse Unterdrücker bzw. das Abwehrsystem auch eine Zerstörung der Krebszellen bewirkt?* Darauf konnte nur der Versuch mit einem todgeweihten Krebskranken eine Antwort geben. Dieses Experiment habe ich bei Brinkman gewagt, weil die Behandlung völlig harmlos ist. Erstmals in der Geschichte der Krebsforschung habe ich 1940 diesen Versuch durchgeführt. Das Ergebnis ist bekannt: Brinkman wurde wieder gesund.

Die vielen in der alten Anschauungsweise wurzelnden Verunglimpfungen meiner Pionierarbeit sind höchst bedenklich, vielfach verlogen, ja, direkt kriminell und berühren mich sehr unangenehm, weil sie alle zeigen, daß man nicht einsehen will, wie verhängnisvoll es ist, die Krebsgeschwulst isoliert zu betrachten und zu beurteilen, ohne den gesamten Organismus gebührend zu berücksichtigen. Hier wird der gleiche Denkfehler begangen wie schon so oft in der Medizin: Man beschränkt sich zu sehr auf *lokale Prozesse.* Es ist wie bei einem Baukasten: Man schüttet alles auf den Tisch und stellt fest: Aha, dieses Stück hier ist kaputt. Der lebende Mensch ist jedoch eine wunderbare Einheit; wir können ihn nur *in Gedanken* in verschiedene Stücke zerlegen und diese differenzieren. Die Wirklichkeit sieht anders aus; da ist der menschliche Organismus ein in sich vielfältig verzahnter und verwobener Komplex, dessen einzelne Elemente sich nicht voneinander trennen lassen. Deshalb kann man sich nicht auf einen Körperbereich beschränken, sondern muß *differenzieren ohne zu trennen.*

Bereits in meinem 1958 erschienenen Buch *De Oplossing van het Kanker-vraagstuk* (Die Lösung des Krebsproblems) gebe ich zu bedenken: »Jeder Arzt weiß, was Krankheit ist, aber praktisch wissen nur wenige Mediziner, was eine optimale Gesundheit ist und von welchen in der Nahrung vorkommenden Stoffen sie abhängt. Aus diesem Grunde haben es sich die Ärzte angewöhnt, den Krebs unzutreffenderweise als Tumor aufzufassen und auch so zu beurteilen. Das ist falsch. Man muß von einem optimalen Gesundheitszustand ausgehen und sich fragen, welche Stoffe im Organismus vorhanden sein sollten, um einen optimalen Gesundheitszustand zu erreichen bzw. zu erhalten – Stoffe, die infolge langfristig falscher Ernährung dem Körper fehlen. Dann erst vermag man eine Entscheidung über die anzuwendende Therapie treffen. Den Schwerpunkt dieser Denkungsart bildet eine außerordentliche Sachkenntnis, denn niemand kann eine Krankheit wirklich beurteilen, wenn er nicht weiß, was unter einem optimalen Gesundheitszustand zu verstehen ist.«

Aus dieser Sicht wird mein besonderes Interesse an den bereits erwähnten Brieftaubenversuchen verständlich.

Die Ausführungen über eine Entgleisung des Stoffwechsels und den Ausfall des Unterdrückers bzw. des Abwehrsystems wurden am 22. April 1958 mit allen Details der »commissie Delprat« (Delprat-Kommission) vorgelegt.

1. Brieftauben können keinen Krebs bekommen, wenn der Stoffwechsel gesund und der Unterdrücker funktionstüchtig ist.
2. Kranke Brieftauben, die erst durch eine Entgleisung des Stoffwechsels und einen Ausfall des Unterdrückers krank geworden sind, können sehr wohl Krebs bekommen.
3. Durch Behebung der Stoffwechselentgleisung, d.h. Genesung des ganzen Körpers, kann der Unterdrücker seine Funktionen wieder ausüben und das Tumorgewebe bekämpfen; dies wurde bei Brinkman bewiesen.

Wie man sieht, handelt es sich bei meiner neuen Anschauungsweise *nicht um eine Theorie;* sie beruht vielmehr ausschließlich auf exakten Versuchen und logischen Folgerungen.

Die Frage ist nun, was diese Delprat-Kommission in ihrem Bericht schrieb. Dort heißt es:
1. Die *theoretischen* Gedanken, die der Moerman-Behandlung

zugrunde liegen, sind sowohl in physiologischer als auch in pathologischer Hinsicht falsch.
2. Krebs und andere bösartige Neubildungen kommen sehr wohl bei Tauben vor und zwar keineswegs selten.

Herr Meinsma, der der Delprat-Kommission nicht angehörte, trieb es sogar noch ärger. Als er Brinkman sechzehn Jahre nach dessen Heilung besuchte, stellte er unerklärlicherweise eine neue, sogenannte »wissenschaftliche« Diagnose und konstatierte, Brinkman habe nicht an einer großen, inoperablen Krebsgeschwulst gelitten, sondern an Blinddarmentzündung. Angenommen, Meinsma hätte einen wissenschaftlich hieb- und stichfesten Beweis für die Richtigkeit dieser neuen Diagnose erbringen können, dann hätte er damit dem Chirurgen Dr. Vos grobe Unkenntnis nachgewiesen, weil dieser ja scheinbar während der Operation nicht einmal eine Krebsgeschwulst mit ausgedehnten Wucherungen von einer Blinddarmentzündung unterscheiden konnte. Grund genug jedenfalls, das fachliche Wissen dieses Kollegen in Frage zu stellen. Die Delprat-Kommission war anders vorgegangen. Sie ließ den Chirurgen ungeschoren und sagte statt dessen mir, der ich doch Brinkman geheilt hatte, den Kampf an. Dies hatte zur Folge, daß in den Jahren von 1957 bis 1977 rund zweihunderttausend Niederländer *unnötigerweise* an Krebs starben.

9 Auf Finalität ausgerichtete Prozesse

Die folgenden Ausführungen sind wörtlich meinem 1958 erschienenen Buch *De Oplossing van het Kanker-vraagstuk* (Die Lösung des Krebsproblems) entnommen.

Der Materialismus, der vornehmlich auf der Lehre des französischen Philosophen Auguste Comte beruhte, löste die Welt in Atome auf, angetrieben durch eigene Energie, doch determiniert durch die Gesetze der Mechanik. Man leugnete die Existenz eines ordnenden Prinzips, eines Logos in der Materie. »Alles ist durch das Wort geworden, und ohne das Wort wurde nichts, was geworden ist.«

Diese Worte aus dem Johannesevangelium (Joh. 1,3) wurden bestritten. Die Materialisten taten dies aufgrund ihrer Überlegungen, daß die Verkörperung eines ordnenden Prinzips in der Weltenergie unmöglich sei, weil der Eingriff eines ordnenden Prinzips in eine Reihe energetischer Prozesse ein Kraftzufluß wäre, was einer Energiezunahme gleichkäme; dies aber stünde im Widerspruch zum kosmologischen Grundgesetz. Diese Behauptung – die einzige Basis des Materialismus – ist völlig unhaltbar, weil die Einflußnahme eines ordnenden Prinzips auf den Verlauf einander folgender physikalischer Prozesse durchaus nicht zum Energieerhaltungsgesetz im Widerspruch steht. Dieses Gesetz besagt ja lediglich, daß keine Energie verlorengeht, daß Energie unzerstörbar ist. Wenn wir also fragen: Wird die Energie in anderer Form zutage treten? Wann wird dies geschehen? Welche Form wird sie annehmen? Warum tut sie es? Wie verteilt sie sich in einem geschlossenen System auf die einzelnen Bereiche? Dann handelt es sich dabei doch immer um Fragen, auf die das Gesetz von der Erhaltung der Energie keine Antwort gibt. Wenn beispielsweise ein Fabrikschornstein infolge von Bodenabsenkungen umkippt, und es geschieht das Wunder, daß er in einem Winkel von 45° verharrt, dann läßt sich das doch durchaus mit dem Gesetz von der

Erhaltung der Energie vereinbaren, vorausgesetzt, daß die kinetische Energie, die zum Zeitpunkt des Verharrens verlorengeht, in eine andere Form von Energie umgesetzt wird, beispielsweise in Wärme.

Wenn ein Auto, das sich mit einer gewissen Menge kinetischer Energie auf einer ebenen Straße fortbewegt, plötzlich mit aller Kraft senkrecht in die Höhe geht, wobei die Geschwindigkeit allmählich abnimmt und dieser Verlust an kinetischer Energie dafür in Leistungsenergie zum Ausdruck kommt, dann steht auch das nicht im Widerspruch zum Energieerhaltungsgesetz. Sagen Sie nun nicht, der Schornstein bzw. das Auto verrichten solche Wunder nicht; fragen Sie lieber, warum sie es nicht tun. Dann erkennen Sie nämlich sofort, daß die Beantwortung mit dem Gesetz von der Erhaltung der Energie durchaus nichts zu tun hat. Selbst mit solchen Wundern würde das Energieerhaltungsgesetz nicht übertreten.

Daraus geht deutlich hervor, wie wenig im Grunde dieses Energieerhaltungsgesetz aussagt. Es besagt lediglich, daß es keinen Energieverlust gibt. Immer wenn eine Form von Energie scheinbar verlorengeht, findet sie sich in anderer Form wieder. Mehr beinhaltet dieses Gesetz nicht. Insofern steht die These, daß der Eingriff eines ordnenden Prinzips – verkörpert durch Energie –, der den Ablauf einer Reihe energetischer Prozesse bestimmt oder verändert, keineswegs im Widerspruch zum Energieerhaltungsgesetz. Und da die Welt eine Ordnung aufweist, die bestimmt nicht durch blinden Zufall zustande gekommen sein kann, wird dadurch das Zitat aus dem Johannesevangelium nicht etwa widerlegt, sondern eher bestätigt. Das »Wort« ist nichts weniger als ein *ordnendes Prinzip.*

Die Bibel sagt, der Mensch sei aus dem Staub der Erde geschaffen. Staub ist tot. Daher stellt sich die Frage: Wie wurde der tote Staub belebt? Denn toter Staub ist nicht dasselbe wie Staub, der lebt. Steine und Maschinen pflanzen sich nicht fort und wachsen auch nicht. Das ist ein prinzipieller und nicht – wie einige Materialisten meinen – lediglich ein gradueller Unterschied. Wo ein Zusammenwirken stattfindet, spricht man von einem kausalen Zusammenhang. Das sich von den Bergen in die Tiefe ergießende Wasser ist an das Gesetz der Schwerkraft gebunden. Die Schwerkraft kann man als Ursache bezeichnen, die bewirkt, daß das Wasser hinabfließt. Auf die Frage jedoch, wieso das Wasser zu Tal fließt und auf welchen Wegen, darauf gibt die Schwerkraft keine Antwort.

Ein Fluß kann zahllose Windungen und Wasserfälle aufweisen, die mit der Geländestruktur zusammenhängen; es sind von der Schwerkraft völlig unabhängige Realitäten. Diese Gegebenheiten – Zufälligkeiten eigentlich – beruhen also auf sich selbst und stehen untereinander nicht in Beziehung. In jedem Punkt des Flusses wirken somit Schwerkraft und lokale Zufälligkeiten unabhängig voneinander auf das Wasser ein und üben doch auch eine gemeinsame Wirkung auf den Fluß aus, indem sie seine Fließgeschwindigkeit und -richtung bestimmen. Auf die Frage, wie denn das Wasser von den Bergen fließt, erhalten wir die Antwort, daß jeder Punkt des Flußverlaufs kausal bedingt ist durch eine Summe von Faktoren, die zufällig und ohne besondere Ordnung eine bestimmte »Konstellation« bilden. Die einzelnen Faktoren hängen untereinander nicht zusammen. Unter »Konstellationskausalität« versteht man also das zufällig ursächliche Zusammenwirken unterschiedlicher Faktoren; die einzelnen Faktoren stehen bei diesem Prozeß wahllos neben- und hintereinander.

Es versteht sich, daß bei dieser Form von Kausalität, gerade weil die Faktoren keinem ordnenden Prinzip unterliegen, eine chaotische Wirkung eintreten muß. Erst wenn ein ordnendes Prinzip die ungeordneten Faktoren zu einem geordneten Verbund fügt, wird das Chaos zum Kosmos. Unter ordnender Kausalität versteht man daher ein kausales Moment, das sich in einer ungeordneten Konstellation von Faktoren dahingehend auswirkt, daß Ordnung geschaffen wird, durch die der chaotische Ablauf von Prozessen sich radikal ändert und eine Folgewirkung eintritt, die zu dem kausalen Moment in Beziehung steht.

Durch die »Konstellationskausalität« fließt das Wasser von der Quelle zu Tal. Es handelt sich dabei um eine nicht geordnete Konstellation. Dann kommt der Mensch als Baumeister und ordnet die Konstellation. Die Konstellationskausalität wird der geordneten Kausalität unterworfen. Und siehe da, der Wasserlauf betreibt jetzt Fabriken. Das Wasser fließt nicht mehr planlos-chaotisch den Berg hinab, sondern geordnet über Schaufelräder und rotierende Achsen. Die Faktoren sind dabei dieselben geblieben, die physikalische Gesetzmäßigkeit ihrer Wirkungen hat sich nicht geändert – in das »chaotische Spiel« ist nur Ordnung gebracht worden, so daß die Faktoren nunmehr zielgerecht wirksam werden können.

Wenn man eine große Menge Steine wahllos und unzusammenhängend umsetzt, entsteht daraus noch kein Haus. Erst wenn die mechanische Umsetzung nach den Anweisungen eines Architekten erfolgt, wird ein Gebäude, ein Gebilde, ein »Bild« daraus. An den Faktoren ändert sich dabei nicht. Auch an der Gesetzmäßigkeit ihrer Wirkungen ändert sich nichts. Es sind somit die gleichen Faktoren mit derselben Wirkung, die nun allerdings durch eine zweckbezogene, ordnende Ausrichtung und zielgelenkte Abfolge ein besseres Resultat zeitigen. Was also neu ist, sind weder die Faktoren, noch die Wirkungsweise, sondern das Gebilde, das »Bild«, dem sich alle Faktoren unterzuordnen hatten. So schuf auch dem Johannesevangelium zufolge das Wort den Menschen aus dem Staub der Erde nach Seinem Bilde. Das Bild dient der Form als Grundlage. Unter »Form« verstehe ich den Komplex aller morphologischen Eigenschaften. Und diese »Form« ermöglicht die Funktionen des Organismus.

Es ist Aufgabe der Medizin, die Gesetzmäßigkeiten, den Aufbau und die Regulation des menschlichen Organismus zu untersuchen und zu beschreiben, denn die Wissenschaft kann diese Gesetzmäßigkeiten lediglich beschreiben, nie jedoch erklären. Dabei stellt sich heraus, daß das Leben anderen Gesetzmäßigkeiten unterworfen ist als die anorganische Natur. Zwar spielen im Leben zahllose physikalische und chemische Eigenschaften eine Rolle; doch diese Eigenschaften bilden keine zufällige und ungeordnete Konstellation von Faktoren. Im Gegenteil, es gibt durchaus eine ordnende Kausalität in diesen chemischen und physikalischen Wirkungen. Die ordnende Kausalität ist das Dominierende an den anorganischen Gesetzmäßigkeiten, die sie in sich vereinigt. Die ordnende Kausalität richtet die einzelnen Faktoren auf ein bestimmtes Ziel aus, sie wirkt *richtungbestimmend*.

Gäbe es diese Orientierung nicht, wäre der Organismus niemals zu einem Organismus geworden; dann wäre es höchstens zu einer Summierung unendlich vieler unzusammenhängender Faktoren gekommen. Aber gerade weil jeder dieser Faktoren mit seiner ganz individuellen gesetzmäßigen physikalischen oder chemischen Wirkungsweise durch die ordnende Kausalität auf ein organisiertes Zusammenwirken ausgerichtet ist, dient auch jeder einzelne Faktor der Gesamtheit im Sinne einer koordinierten Wirkung von übergeordneter Bedeutung – und gerade das macht einen Organismus aus.

Die Bildung eines Organismus *zielt somit auf ein ganz bestimmtes Resultat ab.* Und das ist es, was man unter einem *auf Finalität ausgerichteten Prozeß* verstehen muß. *Dies gilt nicht nur für den Organismus als Ganzes, sondern gleichermaßen auch für jede einzelne Zelle.* Das, was wir als »Leben« bezeichnen, ist ein Komplex unzähliger auf Finalität ausgerichteter Prozesse, die wie gesagt zwar an physikalische und chemische Eigenschaften gekoppelt sind, selbst jedoch nicht durch diese chemische oder physikalische Wirkungsweise zustande kommen.

Das Leben auf Erden ist nicht »von selbst« und rein zufällig aus leblosem Staub entstanden, sondern durch ordnende Kausalität, die anorganische Gesetzmäßigkeiten organischen Gesetzmäßigkeiten dienstbar gemacht hat. Wird dieses »Dienstleistungsverhältnis« gelöst, dann »gehorchen« die einzelnen Faktoren nicht mehr den übergeordneten organischen Gesetzmäßigkeiten des großen Ganzen, sondern lediglich noch ihren eigenen anorganischen Gesetzmäßigkeiten. Die auf Finalität ausgerichteten Prozesse vollziehen sich nicht mehr. Dann sieht man Organe, die zuvor zusammen gelebt hatten, ein jedes für sich sterben. Der Organismus zerfällt in unendlich viele unzusammenhängende Faktoren; der Kadaverzustand tritt ein. Der fundamentale Unterschied zwischen Tod und Leben besteht also darin, daß ein durch das Wort geschaffenes Bild mittels finalitätsgerichteter Prozesse im Staube wirksam wird. Solange sich diese Prozesse vollziehen, lebt der Körper; entfallen sie aber, so ist er tot. Ein Organismus ist die stoffliche Realisierung des Bildes, das ihm zugrunde liegt. So wie ein Gebäude im Gehirn des Architekten bereits lange, bevor die Maurer mit ihrer Arbeit beginnen, existent ist, so ist auch der Organismus als Bild bereits in dem Keim vorhanden, aus dem er sich entwickelt. Aristoteles sprach daher bereits von *Entelechie* – von dem also, was sein Ziel in sich selbst hat.

Ein lebender Organismus ist die Ausführung des ihm zugrunde liegenden Bildes. Was an diesem Bild ist denn so mysteriös? Das Mysteriöse daran ist »eine besondere Form des Wissens«, des Wissens nämlich um die Ausrichtung. Das Bild »weiß« ja, wie ein bestimmter Organismus aufzubauen ist. Es »wirkt« planmäßig und zielgerecht mittels der auf Finalität ausgerichteten Prozesse. Dieses »Wissen« hat sich nicht durch Erfahrung gebildet und beim Menschen erst recht nicht durch den Verstand; dieses Wissen ist vorgegeben. Deshalb hat man dafür einen besonderen Ausdruck geprägt; man bezeichnet es als Instinkt.

Wenn ein Vogel zu brüten beginnt, wird die Temperatur seiner Eier auf die seines Blutes gebracht. Diese Erwärmung ist der letzte Faktor, der benötigt wird, um den Entwicklungsprozeß einzuleiten. Die Erwärmung ist nicht Ursache des Entwicklungsprozesses, sondern eine Energiezufuhr, die für die während des Entwicklungsprozesses zu leistende Arbeit benötigt wird. Das »Bild« dieses auf Finalität ausgerichteten Prozesses ist die ordnende Kausalität. Es geht hier durchaus nicht um eine entstehende Verwirrung. Hier werden wir vielmehr mit der dem Bild inhärenten ordnenden Kausalität konfrontiert. Das Bild »weiß«, wie der Körper zu bauen ist. Dieses vorgegebene Wissen ist die Kenntnis dessen, *was* zu schaffen ist und *wie* dies zu geschehen hat. Ohne diese Kenntnis ist das Bild außerstande, das Küken im Ei zu konstruieren.

Wir können noch ein anderes Beispiel anführen, die Eizelle eines Frosches. Wenn aus einer solchen Eizelle durch Teilung 32 Zellen entstanden sind, kann man diese noch voneinander trennen, und es entwickeln sich aus ihnen 32 Frösche. Versucht man dasselbe, nachdem sich mehr als 32 Zellen gebildet haben, so bricht das Konstuktionsvermögen völlig zusammen, d.h. alle Zellen sterben ab. Das läßt darauf schließen, daß bei einer größeren Zahl von Zellen »die besondere Form des Wissens« in eine »Arbeitsteilung« übergeht, d.h. daß dann die einzelnen auf Finalität ausgerichteten Prozesse einer Spezialisierung unterworfen werden, also unterschiedliche Aufgabengebiete erhalten, wobei jeweils ein entsprechendes vorgegebenes Schema als Arbeitsgrundlage dient. So entstehen je nach Bedarf die verschiedenen Gewebearten zur richtigen Zeit und an der richtigen Stelle, bis alle Organe und Körperbereiche gebildet sind und alles zusammen zu einem Organismus geworden ist. Die Gesamtheit der Organe und Körperbereiche macht also den Organismus aus – doch nicht als planlos-chaotisches Resultat einer Konstellationskausalität, sondern als ein »Körper als Ganzes«, dessen »ungeschiedene aber voneinander unterscheidbare« (verbundene aber differenzierbare) Teile so harmonisch zusammenwirken, daß man immer, wenn man sich damit befaßt, aufs Neue von ehrfürchtigem Staunen erfüllt ist.

Meiner Meinung nach ist jeder Zweifel ausgeschlossen; man kann sich dem nicht entziehen, daß die Entwicklung eines Organismus – dessen also, was wir »Leben« nennen – ein Komplex auf Finalität ausgerichteter Prozesse ist. Doch nun stellt sich die große Frage, ob diese verblüffende Aufbaufähigkeit auch dann noch besteht, wenn der Organismus gebildet ist. Die Erfahrung lehrt uns, daß dies vielfach der Fall ist. Im Meerwasser hat man beispielsweise bestimmte Organismen entdeckt, die man buchstäblich vierteilen kann. Es entstehen dann vier vollständige Lebewesen. Doch solche Fälle gehören zu den Ausnahmen.

Im allgemeinen läßt sich sagen, daß sich die Aufbaufähigkeit nach Vollendung des Organismus auf das *beschränkt,* was man als *Regenerationsvermögen* bezeichnet. Diese Fähigkeit zu regenerieren führt im menschlichen Organismus bei Tag und Nacht zu großen Aktivitäten. Im Zuge der Selbsterneuerung entstehen in jeder Minute Tausende von neuen Zellen. Damit steht freilich auch unumstößlich fest, daß während der Entwicklung des menschlichen Körpers und dann zeitlebens Abläufe im Organismus stattfinden, die man als *auf Finalität ausgerichtete Prozesse* bezeichnen muß. Diese »besondere Form des Wissens« rangiert noch vor dem »Verstandeswissen«. Mit dem Verstand bildet der Mensch ja nicht die Billionen Zellen seines Körpers. Es verhält sich genau umgekehrt: Zuerst werden durch »die besondere Form des Wissens« alle Zellen und Organe – folglich auch das Gehirn – gebildet; dadurch erst werden das Denken und das »bewußte Wissen« möglich. So gesehen muß man dem Wissenschaftler recht geben, wenn er sagt, der »sterbliche Leib« zeuge von mehr Klugheit als der Verstand des größten Gelehrten. Der menschliche Verstand vermag ja nur einen Teil der wissenschaftlichen Realitäten zu ergründen. Dieser Teil ist das Mineralreich. Solange sich der Verstand mit dem Mineralreich befaßt, kann er sich auch tatsächlich Kenntnisse über Beschaffenheit und Eigenart der einzelnen Materialien aneignen. Wenn er jedoch den Versuch unternimmt, auf Finalität ausgerichtete Prozesse – und damit »das Leben« – wissenschaftlich zu ergründen, zeigt sich sofort, daß er hier an die Grenze seiner Möglichkeiten kommt. Hier weiter vorzustoßen, ist dem Verstand ebenso unmöglich, wie es einem Tier unmöglich ist, das Lesen und Schreiben zu erlernen, weil es kein entsprechendes »Organ« besitzt, d.h. weil dies seine Möglichkeiten übersteigen würde. Der menschliche Verstand ist also nicht fähig, *die auf Finalität ausgerichteten Prozesse* wissenschaftlich zu erklären.

Wo liegt nun der Unterschied zwischen der »besonderen Form des Wissens«, das jedem lebenden Organismus zugrunde liegt, und dem »bewußten Wissen des Verstandes«? Wir haben hier zwar zwei dem lebenden Organismus des Menschen inhärente Erscheinungen, aber sie bedeuten absolut nicht dasselbe. Die »besondere Form des Wissens« ist eine unmittelbare Manifestation *des Organismus* in der Materie, soweit diese einbezogen ist. Das Verstandesdenken hingegen befaßt sich mit der anorganischen Materie. Beide Formen des Wissens beziehen sich auf die Materie. Der Unterschied liegt darin, daß die »besondere Form des Wissens« auf viel höherer Ebene »organisiert« als das Verstandeswissen. Ersteres »organisiert« die Materie zu »Organen«, zu *lebenden Werkzeugen* also, letzteres »organisiert« die Materie zu konstruierten Mechanismen, also zu *leblosen, d.h. toten, Werkzeugen.* Beide jedoch – lebende wie auch leblose Werkzeuge – dienen demselben Selbsterhaltungstrieb.

Daraus möge ersichtlich sein, weshalb der menschliche Verstand nicht in der Lage ist, die »besondere Form des Wissens« systematisch zu ergründen. Der Verstand kann es ebensowenig, wie ein Hammer die Hand zu ergreifen vermag, die ihn fertigte. Wie kann sich ein Hammer einbilden, Konstrukteur zu sein? Wie also sollte der Verstand erfassen können, was ihn selbst umfangen hält? Anders ausgedrückt: Der menschliche Verstand ist nicht dafür geschaffen, die auf Finalität ausgerichteten Prozesse in einem lebenden Organismus zu ergründen. Der Verstand muß diese Prozesse einfach als biologische Gegebenheiten akzeptieren. Es gibt allerdings einen Lichtblick. Wir hatten ja gefolgert, daß das Leben ein Komplex auf Finalität ausgerichteter Prozesse sei, gekoppelt an zahllose physikalische und chemische Eigenschaften, selbst aber nicht »durch chemische oder physikalische Wirkungsweise« zustande kommt. Die auf Finalität ausgerichteten Prozesse stehen also in enger Beziehung zum Stoffwechsel. Und die Stoffe, die hierbei ge- oder verbraucht werden, sind größtenteils bekannt. Obgleich wir also außerstande sind, die auf Finalität ausgerichteten Prozesse wissenschaftlich zu erklären, kennen wir doch die daran beteiligten Stoffe.

Wir wissen ferner, daß bei Vorhandensein dieser – heute bekannten – unentbehrlichen Stoffe die Stoffwechselprozesse normal verlaufen. Damit wird ein normal strukturiertes und sich normal verhaltendes »Ergebnis« bewirkt. Bei mangelhafter Versorgung des Organismus mit den bestimmten unverzichtbaren Stoffen hingegen entgleisen die auf Finalität ausgerichteten Prozesse, so daß das »Endergebnis« durch Strukturveränderungen und Fehlverhalten gekennzeichnet ist. *Dies ist das der Bildung von Krebszellen zugrunde liegende Prinzip.*

Es geht bei der Bildung von Krebszellen um hektische Aktivitäten des Regenerationsvermögens, darum also, daß »Leben« nicht unterbrochen werden und so lange abwarten kann, bis die unverzichtbaren Stoffe »angeliefert« werden. Ausganspunkt von Gewebewucherungen ist der Umstand, daß der vorwärtsstrebende »Zug des biologischen Lebens« mangels benötigter Mittel aus seiner Richtung gebracht wird und ... entgleist.

Aus oben Gesagtem möge klar werden, daß ich mich durch klassisch-philosophische Denkweise über die moderne wissenschaftliche Denkweise hinweggesetzt habe. Diejenigen, die an den rein kausalen Verfahren der heutigen Forschung strikt festhalten, werden naturgemäß meine Ausführungen als unwissenschaftlich bezeichnen. Dafür kann ich *ihnen* den Vorwurf nicht ersparen, daß sie durch eine gewisse Engstirnigkeit die Lebensprozesse in ein Schema rein physikalischer und chemischer Prozesse zwängen und nicht einsehen wollen, daß das Mineralreich gewissermaßen eine Basis darstellt, auf der ein Stockwerk aufgebaut worden ist – das Stockwerk des organischen Lebens nämlich, das man ohne die passenden Schlüssel nicht betreten kann. Die Schlüssel sind vornehmlich ein ordnendes Prinzip, Entelechie bzw. auf Finalität ausgerichtete Prozesse.

Ohne diese Schlüssel versagen wir uns selbst einen tieferen Einblick in die Lebensprozesse. Wer würde sich wohl unterstehen, die Bildung eines Kükens im Ei rein wissenschaftlich, also kausal erklären zu wollen? Doch wohl niemand! Dann freilich ist es auch nicht möglich, die Bildung einzelner Zellen rein wissenschaftlich, d.h. kausal zu erklären. Man kann nun allerdings fragen: Wenn sich schon nicht die Bildung normaler, gesunder Zellen wissenschaftlich erklären läßt, wie kann man da verlangen, daß jemand die Bildung von Krebszellen rein wissenschaftlich erklärt?

Die bestehenden Schwierigkeiten lassen sich meines Erachtens nur lösen, wenn man das Krebsproblem angeht

1. mittels *klassisch-philosophischer Denkweise*, die uns erkennen läßt, welches Prinzip der Bildung von Krebszellen zugrunde liegt;

2. mittels *modern-wissenschaftlicher Denkweise*, die uns die Folgen fehlender (oder unzureichend vorhandener) acht unverzichtbarer Stoffe aufzeigt.

10 Belanglos erscheinende Symptome – Signale einer Tumorbildung

Die acht lebenswichtigen Stoffe, die ich durch meine Brieftauben-versuche ermittelt habe, sind die Vitamine A, B-Komplex, C und E sowie Zitronensäure, Eisen, Jod und Schwefel. Es fragt sich nun, was bewirken diese Stoffe in einem gesunden Körper, und welche Symptome treten auf, wenn sie nicht in ausreichender Menge vorhanden sind. Die diesbezüglichen nachfolgenden Aus-führungen entstammen wortwörtlich meinem 1958 erschienenen Buch *De Oplossing van het Kanker-vraagstuk* (Die Lösung des Krebsproblems).

Was bewirkt das Vitamin C im funktionstüchtigen und somit gesunden Körper? Ganz allgemein läßt sich dazu sagen, daß das Vitamin C zur Bildung der Interzellularsubstanz aller Gewebear-ten benötigt wird. Normalerweise sehen wir in dieser Interzellu-larsubstanz eine sogenannte Matrix und darin kollagene Fasern. Bei Vitamin-C-Mangel kommt es nicht zur Bildung von kollage-nen Fasern, bei starkem Mangel an Vitamin C fehlt gelegentlich sogar das Matrix-Gewebe.

Da in der Interzellularsubstanz Wege für die Zufuhr von Auf-baustoffen vorhanden sein müssen, die das Leben der Zellen ermöglichen, aber auch Abfuhrwege für die im Zuge der Lebens-prozesse entstehenden Schlackenstoffe, führt eine Schädigung der Interzellularsubstanz zwangsläufig dazu, daß dieses An- und Ab-fuhrsystem teilweise oder ganz gestört ist, was dann zur Folge hat, daß die von unzulänglicher Interzellularsubstanz umgebenen Zel-len in eine prekäre Situation geraten, so daß man direkt von »notleidenden Zellen« sprechen kann. Dieser »Notzustand« be-wirkt eine Schwächung der Lebensprozesse und eine Änderung der morphologischen Zellstruktur. Fehlt dem Körper also Vitamin C, so hat das unweigerlich eine Wachstumsanomalie der Zellen zur Folge, da durch den Vitamin-C-Mangel die Beschaffenheit der Interzellularsubstanz eine Einbuße erlitten hat.

Der geschilderte Notzustand zeigt sich deutlich bei der Wundheilung. Sie stellt einen Teilbereich des allgemeinen Regenerationsvermögens dar. Dabei ist unwichtig, ob es sich um eine oberflächliche Hautwunde, um eine tiefe Operationswunde oder um einen Schleimhautdefekt handelt, denn es geht uns ja lediglich um die infolge Vitamin-C-Mangels beeinträchtigte Interzellularsubstanz.

Als *erste Folge* stellen wir einen verzögerten Heilungsprozeß fest, wobei sich die Wunde beim mindesten Druck wieder öffnet oder überhaupt nicht verheilt.

Eine *zweite Folge* besteht darin, daß die Fibroblasten übermäßig wuchern, ohne jedoch reguläres Narbengewebe bilden zu können, da die kollagenen Fasern (weitgehend) fehlen und die gebildeten Zellen in einem Embryonalzustand verbleiben.

Die *dritte Folge* – wohl die verhängnisvollste – ist der Tatbestand, daß die auf diese Weise in der Wunde gebildeten Zellen *nicht in den Verbund des umgebenden normalen Gewebes aufgenommen werden.*

Man muß in der Struktur eines lebenden Organismus zwischen dem Körper und dem Zustand seiner Zellen unterscheiden, der von diesem abhängig ist. Erhält der Körper immer vollwertige Nahrung, dann folgt einer Verletzung auch immer eine normale Regeneration. Ist die Nahrung hingegen arm an lebenswichtigen Stoffen (in diesem Fall Ascorbinsäure), dann sieht man – vornehmlich an einer Operationswunde –, daß sich überflüssiges, mazerierendes Regenerationsgewebe bildet und zwar so reichlich, daß man versucht ist, mit einem Lapisstift dagegen vorzugehen – fälschlicherweise allerdings, denn die einzig richtige Behandlung besteht in einer Verabreichung von 500 bis 1000 mg Ascorbinsäure pro Tag. Dann sieht man nicht nur, wie sich in kürzester Zeit die Beschaffenheit des Regenerationsgewebes bessert und die Wucherungen zurückgehen, sondern man stellt auch fest, daß gleichzeitig die oben beschriebenen Symptome verschwinden und die Wunde sehr rasch unter Bildung einer glatten Narbe verheilt.

Angenommen, es fehlt dem Körper nicht nur an Vitamin C, sondern auch an Vitamin E, dann führt das nicht dazu, daß die neugebildeten *Zellen* mehr oder weniger maligne werden, wohl aber die *Basis,* auf der diese Zellen entstanden sind. Für eine

Kapillarbildung sind zwei Stoffe unerläßlich, das Vitamin E und das Vitamin C – letzteres wieder für die Bildung des Interzellulargewebes mit Matrix und kollagenen Fasern. Fehlt also außer dem Vitamin C auch nocht das Vitamin E, so führt das zu einer Beeinträchtigung der Kapillarbildung im Regenerationsgewebe. Statt regelmäßiger Sauerstoffzufuhr durch normale Kapillaren treten nun Blutungen auf, die nur schwer resorbiert werden, was zur Folge haben kann, daß sich die »Notlage der Zellen« noch verschärft; d.h. *die Zellen erhalten immer weniger Sauerstoff,* und dadurch verschiebt sich das Verhältnis von Oxydation zu Gärung zugunsten der Gärung. Daß diese »Gärungszellen« noch weniger Aussichten haben, in das umgebende normale Gewebe integriert zu werden, versteht sich von selbst. Doch daraus ergibt sich, daß die wuchernden Zellen mehr und mehr zu einem selbständigen Wachstum außerhalb des organischen Zellverbundes tendieren.

Nehmen wir nun an, daß außer einem Mangel an den Vitaminen C und E auch noch ein Vitamin-A-Mangel besteht, dann wird sich das vor allem nachteilig auf die Haut- und *Schleimhautzellen* auswirken, denn ohne Beteiligung von Vitamin A ist ein Wachstum dieser Zellen nicht möglich. Die Verletzung einer Schleimhaut – irgendwo im Körper, beispielsweise in der Gebärmutter – wird bei einem Mangel an den Vitaminen C, E und auch A dazu führen, daß das sich entwickelnde Regenerationsgewebe Wucherzellen aufweist, die sich nicht zu normalen Zellen zu entwickeln vermögen. Auch diese Zellen neigen – bedingt durch ihre Entstehungsgrundlage – immer mehr zu einem selbständigen Wachstum außerhalb des Gewebeverbundes des übrigen Organismus.

Was aber geschieht, wenn der Körper überdies auch noch zu wenig Vitamine des B-Komplexes zugeführt bekommt? Hier müssen wir uns zunächst einmal fragen, was diese Vitamine in einem normalen, d.h. gesunden, Organismus bewirken.

Riboflavin ist für verschiedene Fermente unverzichtbar, vor allem für das »gelbe Atmungsferment« und damit für die Zellatmung. Es ist weiterhin von Bedeutung für den Kohlenhydrat- und den Eiweißabbau. Auch bei der Wasser- und Salz-Diurese spielt es eine Rolle. Ferner wird es zur Gesunderhaltung von Haut, *Schleimhäuten* und Nägeln benötigt.

Ein Reboflavin*mangel* führt zu Veränderungen der Schleimhäute und der Cornea des Auges. Die Lippen werden an ihrer Innenseite rot und mehr oder weniger glatt. Auch die Zunge rötet sich. Mit dem Vergrößerungsglas kann man die Atrophie der Papillen erkennen. Die Patienten klagen über einen »trockenen Hals« und Schluckbeschwerden. In den Mundwinkeln bilden sich Rhagaden, um die Nasenflügel schuppige Ringe; die Nägel werden brüchig und verlieren ihren Glanz.

Daraus ergibt sich, daß bei einem Mangel an den Vitaminen C, A, E sowie an Riboflavin vor allem die *Schleimhäute* ungünstig beeinflußt werden. *Die »Notlage der Zellen«* wird immer größer. Eine Schleimhautverletzung hat dann zur Folge, daß das Regenerationsgewebe Wucherzellen aufweist, die sich nicht zu normalen Zellen zu entwickeln vermögen. *Durch Riboflavinmangel wird zudem die Zellatmung vermindert,* so daß das Verhältnis von Oxydation zu Gärung (in der Zelle) sich zugunsten der Gärung verschiebt. Und die Gärung wiederum trägt dazu bei, *daß sich der pH-Wert zur Alkalose hin verschiebt.* Für die Krebsprophylaxe ebenso wie für die Behandlung einer bereits bestehenden Krebsgeschwulst ist Riboflavin also von sehr großer Bedeutung. Natürliche Riboflavinquellen sind Hefe, Sahne, Butter und *Vollmilch,* ferner Vollkornbrot, Gemüse und Obst.

Das Fehlen von *Nicotinsäureamid* führt gleichfalls zu Krankheitssymptomen an den Schleimhäuten, feststellbar an der Rötung von Mund, Hals und Zunge. Dieselben Überlegungen, wie sie bezüglich des Riboflavinmangels angestellt wurden, gelten auch für das Nicotinsäureamid. Auch hierbei ist die Folge ein immer größer werdender »Notzustand der Zellen«. Bei einer Regeneration führen die auf Finalität ausgerichteten Prozesse zu anormalen Endprodukten. Embryonale Zellen können bei einem Mangel an den Vitaminen C, A, E sowie Riboflavin und Nicotinsäureamid nicht zu normalen Zellen heranwachsen. Durch die Stoffwechselentgleisung entstehen Zellen mit abnormer Struktur und abnormem Verhalten. Zur Erhaltung und vor allem zur Bildung normaler, d.h. gesunder, Zellen ist daher Nicotinsäureamid unentbehrlich.

Dieses Vitamin bezieht der Mensch vor allem aus den Getreidearten Roggen und Gerste, weniger aus dem Weizen. Dies regt zum Nachdenken darüber an, daß in Ländern, in denen viel Roggen-

und Gerstenbrot gegessen wird, die Krebssterblichkeitsquote bedeutend niedriger ist als in den Niederlanden, *wo man Weizenbrot bevorzugt.* Wenn man dazu noch bedenkt, daß Brieftauben den Winter über nicht kerngesund bleiben, wenn man dem Futter nicht verhältnismäßig viel Gerste beigibt, dann liegt doch der Schluß nahe, daß Gerstenbrot gesünder sein muß als *das aus Weizen hergestellte* Weißbrot, welches seit Beginn des neunzehnten Jahrhunderts mehr und mehr bei uns verzehrt wurde.

Pantothensäure wird für die Properdinbildung benötigt. Dieses wirkt antibakteriell. Daraus ergibt sich, daß die Pantothensäure von großer Bedeutung für die Abwehrmaßnahmen des Körpers gegen Infektionen ist. Außer Vitamin A schützt vornehmlich die Pantothensäure die *Schleimhäute* gegen Infektionen; dabei dient die Ascorbinsäure wahrscheinlich nur dazu, die Interzellularräume für den Transport der beiden genannten Vitamine zu den Infektionsstellen freizumachen. Ferner ist die Pantothensäure für die Bildung normalen Gewebes, vor allem des *Schleimhautgewebes,* unentbehrlich. Meine Brieftaubenversuche bestärkten mich in der Überzeugung von der Richtigkeit dieser These.

Jedenfalls ist es eine unumstößliche Tatsache, daß dem Vorhandensein von ausreichend Pantothensäure in der Nahrung ganz besondere Bedeutung beizumessen ist. Zur Bildung und Erhaltung gesunder Schleimhäute ist sie unverzichtbar. So braucht man sich denn auch nicht darüber zu wundern, daß ein Dotter als Nahrungsquelle des im Ei sich entwickelnden Vogels *fünfzehnmal* soviel von diesem Vitamin enthält wie die gleiche Menge Milch und auch fünfzehnmal soviel wie die gleiche Menge guten Weizens.

Pantothensäure kommt vor allem im Eidotter, in Weizenkleie, im Reis-Silberhäutchen und in der Hefe reichlich vor. Man muß also schon von einem Verbrechen an der Gesundheit sprechen, wenn Weizen und Reis ihrer wertvollsten Bestandteile beraubt werden, ehe man sie dem zivilisierten Menschen als Nahrung anbietet, während die eigentlich wichtigen Getreidebestandteile wie wertlose Abfallprodukte behandelt werden.

Wenn man diesen Ausführungen noch hinzufügt, daß die Milch plötzlich als »viel zu fett« angesehen und entrahmt wird, ohne dabei zu berücksichtigen, daß dadurch das so wichtige Riboflavin weitgehend der Milch entzogen wird, dann braucht es niemanden mehr zu wundern, daß ein Großteil der Niederländer zu Schleimhauterkrankungen neigt und damit den ersten Schritt auf dem Wege zu einer Krebsgeschwulst, aber auch zu Blutgefäßdegenerationen oder einem Herzinfarkt getan hat.

Jod und Schwefel sind für die Gesundheit des Menschen gleichfalls von sehr großer Bedeutung. In den Vereinigten Staaten von Amerika ist es gelungen, durch Zentrifugieren die Granula aus dem Zytoplasma zu entfernen und chemisch zu untersuchen. Dabei stellte sich heraus, daß diese Granula fünfzehn Prozent Jod und auch fünfzehn Prozent Schwefel enthalten. Meiner Ansicht nach sind sie an Assimilation und Dissimilation maßgeblich beteiligt. Eine Störung des Schwefel- und Jod-Metabolismus hätte eine Entgleisung der auf Finalität ausgerichteten Prozesse zur Folge, so daß die sich entwickelnde Zelle eine abnorme Struktur und ein abnormes Verhalten aufweist. Anders ausgedrückt: Das Endprodukt der Zelle ist dann so geartet, daß sie trotz ausreichend vorhandenen Sauerstoffs nur unzureichend atmen *kann* und nur durch Umschaltung auf Gärungsprozesse zu überleben vermag.

Die *Zitronensäure* hat äußerst wichtige Auswirkungen auf den menschlichen Körper:

1. Sie verringert die Viskosität des Blutes.
2. Sie vermindert den Wassergehalt des Gewebes.
3. Sie ist ein »Feind« des Gärungsfermentes.
4. Sie setzt im Blut den Cholesteringehalt herab.
5. Sie wirkt der Alkalose entgegen.
6. Sie spielt im sogenannten »Zitronensäurezyklus« der Krebsgeschwulst die Hauptrolle.

Eisen hat im Organismus verschiedene Funktionen, die allgemein bekannt sind, so daß ich darauf nicht einzugehen brauche. Verminderter Hämoglobingehalt hat jedenfalls verhängnisvolle Folgen für die Sauerstoffversorgung der Zellen. Die Verbrennungs-(Oxydations-)prozesse nehmen ab, die Gärungsprozesse zu, so daß »Blutarmut« zweifellos zur Krebsbildung beiträgt – wobei man sich freilich immer vor Augen halten muß, daß die Bildung einer Krebsgeschwulst von mehreren Faktoren abhängig, also *multikausal* ist.

Nun habe ich einen der bestimmten acht Stoffe nach dem anderen durchgesprochen und zugleich die Frage beantwortet, was sie *einzeln* in einem gesunden Körper bewirken. Jetzt stellt sich die Frage: Was bewirken sie *zusammen*?

Sie sorgen dafür,

1. daß der pH-Wert normal, also leicht sauer bleibt;
2. daß die Bildung von Regenerationsgewebe normal verläuft, d.h. daß es nicht zur Bildung abnormer Zellen kommt;
3. daß der Unterdrücker samt Abwehrsystem Tag und Nacht »wacht« und dafür sorgt, daß die Sicherheit des hochentwikkelten Organismus gewährleistet ist; sobald mikrobiologische Elemente einzudringen versuchen, wird sogleich – bildlich gesprochen – schweres Geschütz aufgefahren; Gefangene werden nicht gemacht, denn im Interesse der Gesundheit gibt es nur eins: Liquidation.

Was geschieht aber nun, wenn die bestimmten Stoffe *alle* über einen längeren Zeitraum hinweg dem Organismus *nicht ausreichend* zur Verfügung stehen? Dann passiert folgendes:

1. Der pH-Wert verschiebt sich zum alkalischen Milieu hin.
2. Es bildet sich kein normales Regenerationsgewebe.
3. Der Unterdrücker samt Abwehrsystem wird inaktiver – so, als sagte er sich: Wenn der Mensch, dem ich innewohne, es selbst auf eine Zerstörung seiner Körpers anlegt, weshalb soll ich mich da so anstrengen, um ihm die Gesundheit zu erhalten?

Durch diesen Zustand des menschlichen Körpers bedingt, treten auch verschiedene belanglos erscheinende *Symptome* auf, deren Bedeutung im Rahmen der alten Anschauungsweise nie verstanden worden ist.

Diese Symptome verlieren sich bei entsprechender Diät und Verabreichung der acht bereits erwähnten Stoffe, so daß der Zusammenhang zwischen Stoffwechselentgleisung, Bildung abnormaler Zellen und diesen Symptomen zweifelsfrei feststeht. Alle drei Fakten werden nämlich durch Fehlernährung verursacht, durch einen Mangel an den bestimmten lebenswichtigen Stoffen. Es bedarf keiner Erklärung, daß man dann nicht mehr von einem optimalen Gesundheitszustand sprechen kann und auch der Unterdrücker samt Abwehrsystem in seiner »Schlagkraft« geschwächt ist. Die mysteriöse »Polizeitruppe« im menschlichen Körper vermag dann wohl noch eine einzige Krebszelle, wie sie hier und da im Organismus entsteht, zu vernichten; verschlechtert sich jedoch der Gesundheitszustand weiter, so daß der Unterdrükker gänzlich ausfällt, *dann kann sich die einzelne Krebszelle ungehindert vermehren, und die Krankheit, die wir Krebs nennen, ist zu einer vollendeten Tatsache geworden.* Es ist also unschwer einzusehen, daß diese unbedeutend anmutenden Symptome äußerst wichtig sind. Diese Entdeckung eröffnet einen verheißungsvollen Ausblick auf ein Neuland der Krebsforschung.

Wenn ein Arzt keinen Weg durch dieses noch brachliegende Gebiet weiß, so sollte er doch jedenfalls *nicht warten*, bis sich zu seinem Entsetzen ein Tumor gebildet hat; er sollte sich vielmehr vor Augen halten, *daß sich durch solche nur scheinbar belanglose Anzeichen eine Stoffwechselentgleisung verrät.* Dann hat er *sofort* die Ampel auf Rot zu schalten und seinen Patienten zu warnen, daß es besser ist, unverzüglich eine Umstellung der Ernährung vorzunehmen, statt tatenlos auf dem gefährlichen präkanzerösen Boden weiterzuschreiten. Die belanglos erscheinenden Symptome, auf die jedoch *jeder* Arzt bei *jedem* Patienten achten sollte, sind:

1. Hautveränderungen: Trockenheit, ein Netz winziger Rhagaden, starke Schwielenbildung an den Fußsohlen, verhornte Fersenränder, kleine hornartige Körnchen (Granula) in den Poren der Gesichtshaut, Talgdrüsenverstopfungen, häufig eine charakteristische (z.B. melaninähnliche) Hautverfärbung (der Volksmund sagt ja auch: »Er steckt in keiner guten Haut«). Dies sind typische Anzeichen für Vitamin-A-Mangel.

2. Schleimhautveränderungen, die mittels Vergrößerungsglas deutlich erkennbar sind; Zunge und Lippeninnenseite sind auffallend rot; Rhagaden in den Mundwinkeln und schuppige Ringe um die Nasenflügel deuten auf Riboflavinmangel hin.

3. Ist die Zunge so rot wie Pferdefleisch, läßt das auf Nicotinsäureamidmangel schließen.

4. Nagelveränderungen: harte, brüchige Nägel mit starker oberflächlicher Streifung weisen auf Riboflavinmangel hin.

5. Haarveränderungen: stumpfes, wie tot wirkendes Haar, das

seinen natürlichen Glanz verloren hat, und Haarausfall sind Anzeichen für Pantothensäuremangel.

6. Leicht ödematöse Schwellungen an der Innenseite der Unterschenkel, die zudem auch noch druckempfindlich sind, findet man bei Zitronensäure- und Riboflavinmangel.

7. Apathie, Lustlosigkeit, herabgesetzte Vitalität deuten oft auf einen Vitamin-B-Mangel hin.

8. Zahnfleischblutungen beim Zähneputzen lassen auf Vitamin-C-Mangel schließen; starke Zahnsteinbildung findet man vielfach bei Pantothensäuremangel.

9. Besonders häufiges Auftreten blauer Flecken bei leichten Kontusionen ist eine Folge von Kapillarschwäche, d.h. einem Mangel an den Vitaminen E und C.

10. Verzögerte Wundheilung und schlechte Narbenbildung als Folgen von Vitamin-C-Mangel.

11. Unmotivierte Müdigkeit – man ist schon müde, ehe man mit der Arbeit begonnen hat – erklärt sich aus starkem Mangel an den Vitaminen E und C.

12. Blutarmut läßt auf Mangel an Eisen, Kobalt und Vitamin B_{12} schließen.

13. Appetitlosigkeit, Gewichtsverlust, verbunden mit unerklärlicher Müdigkeit, treten meist auf, wenn eine Stoffwechselentgleisung vorliegt, die auf einen Mangel an mehreren der acht wichtigen Stoffe zurückzuführen ist.

14. Nervosität mit Begleiterscheinungen wie bei der Basedowschen Krankheit (Tremor der Finger, Neigung zu Schweißausbrüchen und Schwermut) deuten mit Sicherheit auf einen Mangel an den Vitaminen A und E infolge übernormalen Bedarfs hin.

Diese Symptome warnen vor der bevorstehenden oder bereits eingetretenen Stoffwechselentgleisung, die zur Bildung einer Krebsgeschwulst führen kann. *Sie erfordern eine sofortige, keinesfalls erst später einsetzende Behandlung.*

11 Mikrobiologische Elemente

Im Schnabel und im Kropf gesunder Brieftauben findet man als Symbionten bestimmte Flagellaten *(Trichonomaden)*. Sind jedoch infolge Vitamin-A- und Pantothensäuremangels die Hals- und Kropfschleimhäute nicht mehr intakt, so ändert sich das Verhalten der Symbionten; d.h. sie vermehren sich sehr stark, und – was noch schlimmer ist – sie wandeln sich von »Kostgängern« zu »Beherrschern« der Schleimhäute. In Schnabel und Hals der Taube entsteht eine Krankheit, die als »Gelber Knopf« bezeichnet wird; ihr fallen vor allem junge Tiere zum Opfer. Sie wird also nicht von den Flagellaten als solchen verursacht. Voraussetzung ist eine Erkrankung der Schleimhäute. Diese führt dann zu einer Verhaltensänderung der Symbionten. Der »Gelbe Knopf« tritt also bei Tieren mit gesunden Schleimhäuten nie auf, wenngleich die Flagellaten auch dort immer anzutreffen sind. Die Krankheit entsteht demnach erst dann, wenn es der Brieftaube an Vitamin A und Pantothensäure mangelt.

Diese im Rahmen meiner Taubenversuche gemachte Entdeckung erwies sich als sehr wichtig für die Beantwortung der Frage, ob auch mikrobiologische Elemente beim Krebs eine Rolle spielen. Ich meine, daß dies der Fall ist und zwar aufgrund folgender Beobachtungen:

Bei einem belgischen Ingenieur, der ein Mikroskop mit der Möglichkeit einer zehntausendfachen Vergrößerung entwickelt hatte, sah ich, daß das Blut eines völlig gesunden Menschen *nicht ganz frei* von mikrobiologischen Elementen ist. Das Blut eines mich begleitenden Krebskranken aber wimmelte nur so von Mikroorganismen. Nachdem ich diesen Patienten einige Monate mit den bestimmten acht Stoffen behandelt hatte, untersuchte ich sein Blut abermals mit Hilfe dieses Mikroskops. Das Resultat war verblüffend: Die mikrobiologischen Elemente waren so gut wie ganz verschwunden.

Sowohl der Mensch als auch die Taube bewirtet demnach Symbionten. Solange Mensch und Taube als Gastgeber (optimal) gesund sind, erweisen sich die Symbionten als harmlose Kostgänger. Ist jedoch infolge einer Stoffwechselentgleisung der Unterdrücker samt Abwehrsystem ausgefallen und hat sich in den Zellen das Verhältnis von Oxydation zu Gärung zugunsten der Gärung verschoben, verhalten sich die Symbionten anders; sie vermehren sich stärker – vor allem im Blut.

Über die Beziehungen zwischen Symbionten und Unterdrücker sei folgendes gesagt:

1. Der Symbiont lebt in Symbiose mit dem menschlichen Organismus.
2. Jeder Mensch – wie gesund er auch sein möge – beherbergt solche »Kostgänger«.
3. Der Symbiont ist im Blut eines Neugeborenen nachweisbar und *an sich* so harmlos wie das Neugeborene selbst.
4. Wenn man einem *gesunden* Menschen Symbionten implantiert, geschieht gar nichts – man denke beispielsweise an eine Bluttransfusion nach einem Unfall.
5. Daraus ist zu schließen, daß im Stoffwechsel eines *gesunden* Menschen ein Unterdrücker sein *muß*, der eingedrungene Symbionten abtötet oder sie doch zumindest daran hindert, sich so stark zu vermehren, daß die Gesundheit des Wirts gefährdet wird.
6. Es ist also berechtigt anzunehmen, daß das Verhalten des Symbionten ganz und gar von der Beschaffenheit des Stoffwechsels und der Aktivität des Unterdrückers abhängig ist.
7. Die Rolle, die der Symbiont erst dann spielt, wenn durch Stoffwechselentgleisung Alkalose entstanden und der Unterdrücker ausgefallen ist, kann daher gar nicht anders, denn als *Folge*wirkung bezeichnet werden.
8. Der Mediziner muß sich also umfassende Kenntnisse darüber aneignen, von welchen Stoffen eine optimale Gesundheit abhängig ist, um sich dadurch Aufschlüsse über den geheimnisvollen Unterdrücker zu verschaffen, denn sonst kann er seinen Patienten nicht helfen.

9. Diese Kenntnisse kann man sich nie durch Untersuchung krebskranker Menschen oder Tiere aneignen, denn bei ihnen hat die Stoffwechselentgleisung ja bereits stattgefunden, und der Unterdrücker ist ausgefallen. Man sollte für die Versuche Brieftauben benutzen, die fast dieselbe Nahrung zu sich nehmen wie der Mensch, um durch Erforschung ihres optimalen Gesundheitszustandes zu ermitteln, welche in der Nahrung enthaltenen Stoffe die Aktionsfähigkeit des Unterdrückers gewährleisten. Dadurch läßt sich eine unliebsame Vermehrung des normalerweise harmlosen »Kostgängers« vermeiden, die andernfalls schließlich derart überhandnimmt, daß ein Kadaverzustand eintritt.

10. Die Stoffwechselentgleisung und der Ausfall des Unterdrückers werden erkennbar an unbedeutend erscheinenden Symptomen, die schon auftreten, bevor sich der eigentliche »Kostgänger« bemerkbar macht, so daß ein Arzt, dem die Bedeutung solcher Symptome bekannt ist, seinen Patienten mindestens ein Jahr vor Bildung eines Krebstumors darauf hinweisen kann, daß Krebs eigentlich nur ein anderes Wort für *langsamen Selbstmord* ist, der durch falsche Ernährung begangen wird, und daß diesem Selbstmord das Zerstörungswerk des »Kostgängers« *folgt*.

11. Der Mensch stirbt also nur selten am eigentlichen Tumor; er stirbt eigentlich an dem, *was der Tumorbildung vorausgeht* – und das ist die Stoffwechselentgleisung, die mit einer enormen Vermehrung der Symbionten verbunden ist, welche sich die Entsäuerung bzw. Alkalose und den Ausfall des Unterdrückers zunutze gemacht haben.

12. Stimmt das nicht alles? Eine Absenkung des Vitalitätspols führt doch zwangsläufig zu einer Revolte des Mortalitätspols.

12 Entstehung und Wachstum von Krebszellen

Ich halte die Hypothese für recht töricht, daß normale Zellen eines gesunden Körpers durch eine bis dato noch unbekannte Ursache sich in Krebszellen verwandeln können. Dann müßte man logischerweise daraus folgern, daß der Körper erst nach dem Zustandekommen der angenommenen Mutation – also nach der Entstehung der ersten Krebszellen – erkrankt.

Die bekannten Anzeichen für eine Krebserkrankung – also unmotivierte Müdigkeit, Appetitlosigkeit, Gewichtsabnahme, schließlich sogar eine gewisse Kachexie – wären demnach eine Folge der Krebszellen. *Es verhält sich jedoch genau umgekehrt:* Zuerst erkrankt der Organismus als solcher auf eine ganz besondere Art und Weise; dann erst entwickeln sich Krebszellen, die durch fortwährende Teilungsprozesse einen Tumor bilden.

Die nach der alten Auffassung vorherrschende Annahme, langfristiger Verzehr minderwertiger Lebensmittel sei mit der Bildung von Krebszellen nicht in ursächlichen Zusammenhang zu bringen, ist ebenso schwachsinnig wie die Vorstellung, man könnte Bäume in die Luft pflanzen, ohne daß sie in der Erde wurzeln, aus der sie ihre Lebenskraft beziehen. Die Ernährung spielt in diesem Zusammenhang sogar eine ganz bedeutende Rolle. Man muß sich nur einmal die Frage stellen, was geschieht, wenn die bestimmten acht Stoffe – insgesamt – dem Körper über einen längeren Zeitraum hinweg *nicht in ausreichender Menge* zur Verfügung stehen.

1. Mangelt es dem Organismus langfristig an den bestimmten acht Stoffen, so hat dies zur Folge, daß sich im *Regenerationsgewebe* die auf Finalität ausgerichteten Prozesse nur unzulänglich vollziehen, so daß die Zellen eine *Struktur- und Verhaltensanomalie* erkennen lassen. Das gilt nicht nur für die Zellen als solche, sondern auch für die Zellkerne. Im gesunden

Regenerationsgewebe erzeugen die Kerne normalerweise Nucleinsäure, durch welche die spezifische Eiweißstruktur im Protoplasma der wachsenden Zelle erhalten bleibt. Tritt jedoch durch Stoffwechselentgleisung eine Störung dieser Kernfunktion ein, so ändert sich auch die Eiweißstruktur des Protoplasmas der embryonalen Zelle.

2. Der pH-Wert verschiebt sich zur Alkalose hin, so daß für die Symbionten ein guter Nährboden entsteht.

3. Die Symbionten dringen in die Blutbahn ein und vermehren sich stark.

4. Dadurch beschleunigt sich die Blutsenkung.

5. Der Unterdrücker samt Abwehrsystem wird inaktiv und fällt schließlich ganz aus.

6. Die Symbionten dringen in die embryonale Zelle ein und richten sich »ihr neues Haus« nach eigenem Geschmack ein, d.h. sie wirken sich störend auf das genetische Material aus.

7. Viele dieser Zellen werden anfangs durch Restaktivitäten des Unterdrückers absterben und beseitigt; sobald sich aber der Unterdrücker nicht mehr zu behaupten vermag, machen sich einige Zellen selbständig, und das Vorhandensein von Wucherzellen wird zur vollendeten Tatsache.

Bei ihnen handelt es sich dann um Zellen, die sich auf Gärung umgestellt haben und *nicht in den Verbund des umgebenden normalen Gewebes aufgenommen werden. Auf diesem Prozeß beruht das Wachstum von Tumorgewebe.*

Die Proliferation normalen, also gesunden, Regenerationsgewebes hört an sich ja auf, wenn das Ziel – Heilung und Erneuerung – erreicht ist. Dann *endet* also die Proliferation, weil gesundes Regenerationsgewebe in den Verbund des umgebenden normalen Gewebes integriert und damit den Gesetzen des Gesamtorganismus unterworfen worden ist. Tumorgewebe hingegen ordnet sich nicht unter, daher wuchert es. Auch in den Verbund des sympathischen Nervensystems wird Tumorgewebe nicht integriert. Man kann in eine Krebsgeschwulst hineinschneiden oder Stücke daraus entfernen, ohne daß es der Patient fühlt.

Die Frage, ob diese Zellen gutartig oder bösartig sind, steht hier nicht zur Diskussion. Was man nämlich als »gutartig« oder »bösartig« bezeichnet, ist nicht so sehr eine Eigenschaft der Zellen, sondern ein Zustand des Stoffwechsels, also die gesunde oder maligne Basis der Zellbildung; und Nährboden für »bösartige Zellen« ist gekennzeichnet durch *Säuremangel, also durch ein alkalisches Milieu,* was auch typisch für Krebsgewebe ist.

Es bleibt nun nur die Frage offen, warum denn der Organismus gerade in dem geschilderten Zustand außerstande ist, dieses einzellige Lebewesen, diesen Symbionten, zu zerstören oder wenigstens zu hemmen. Die Antwort ist sehr einfach: *Der Organismus ist wertlos geworden,* er taugt nichts mehr, kann seine Aufgaben nicht mehr befriedigend erfüllen, denn der Unterdrücker und das ganze Abwehrsystem sind ausgefallen; und genau darin ist die Ursache für den Fortbestand »der ersten Krebszelle« zu sehen. *Ihr sogenannt hemmungsloses Wachstum ist lediglich die Folge der Wehrlosigkeit des betreffenden Organismus,* der sich bereits geraume Zeit nicht mehr in einem optimalen Gesundheitszustand befunden hatte. Anders ausgedrückt: Das Absinken des Vitalitätspoles bewirkte eine Revolte des Mortalitätspoles.

Im übrigen kann man sagen, daß die Entstehung der Krebszelle wie ein *regressiver Prozeß* anmutet. Man hat den Eindruck, daß hier ein Rückgriff auf die Lebensweise eines eigenständigen Urzeit-Einzellers erfolgt, der nur mittels Gärung zu existieren vermochte, weil es noch viel zu wenig Sauerstoff in der Atmosphäre gab. Doch auch der Urzeit-Einzeller konnte sich nur nach dem Naturgesetz behaupten, das da lautet: Fressen oder gefressen werden und angreifen, ehe angegriffen wird. Ob diese Lebensweise wohl das infiltrierende Wachstum der Krebszelle in einem wehrlos gewordenen Organismus erklärt?

13 Angeborene Prädisposition

Den Begriff »Gesundheit« muß man als Größe ansehen, die auf einer gedachten Vertikalen ständig zwischen Vitalität und Mortalität hin und her schwankt; auf einer gedachten Horizontalen hingegen besteht eine unverkennbare Beziehung zu den *Vorfahren*. Aus diesem Grunde kann man die Bildung einer Krebsgeschwulst nicht ausschließlich als ein durch Lebensweise und Ernährung des einzelnen Individuums bedingtes Faktum ansehen.

Jeder Mensch ist anfangs eine in der Gebärmutterwand eingebettete befruchtete Eizelle. Während der intrauterinen Lebensphase wird das Kind über den Nabelstrang durch das Blut der Mutter ernährt. Angenommen, die Mutter befindet sich mangels ausreichender Kenntnis einer vollwertigen Ernährung nicht in einem optimalen Gesundheitszustand – dann mangelt es ihrem Körper doch mehr oder weniger an den acht lebenswichtigen Stoffen, zumindest an einigen von ihnen. Was die Mutter nicht hat, kann sie jedoch ihrem Kind nicht geben. Infolgedessen überträgt sie ihre Krebsdisposition auf das Kind, das sie in sich trägt. Daraus erklärt sich, daß man heute häufig *krebskranke Kinder* sieht.

Vor rund vierzig Jahren stellte ich bei der Aufzucht von Tauben fest, daß sich eine biologische Degeneration von den Eltern auf die Konstitution der Nachkommen auswirkt. Dasselbe erlebte ich bei Menschen. Daraufhin unternahm ich folgenden Versuch: Zwei Monate lang versetzte ich das Futter der Tauben zusätzlich mit den bestimmten acht lebenswichtigen Stoffen und ließ die Tiere dann Eier legen und ausbrüten. Die geschlüpften Jungvögel entwickelten sich sehr gut und waren recht vital. Von biologischer Degeneration war ihnen nichts mehr anzumerken.

Zwanzig Jahre später habe ich diesen Sachverhalt der bereits erwähnten Delprat-Kommission geschildert, um sie von der großen Bedeutung einer richtigen Ernährung auch für die Nachkommenschaft zu überzeugen. Das war am 22. April 1958 in Amsterdam. In meinen Ausführungen heißt es da wörtlich:

»Ob bei einem Menschen Krebs entsteht oder nicht, darf nicht ausschließlich als ein in der Lebensweise und Ernährung dieses Einzelwesens inhärenter Faktor angesehen werden, sondern als ein Faktor, der sich auch auf mehrere einander folgende Generationen auswirken kann, so daß man Erblichkeit bzw. angeborene Konstitution nicht aus dem Auge verlieren darf.

Ich möchte damit zum Ausdruck bringen, daß eine biologische Degeneration, also auch eine gewisse Krebsdisposition, bei entsprechendem Zustand der Mutter während der intrauterinen Lebensphase des Kindes möglicherweise auf die Konstitution der Nachkommen Auswirkungen haben kann, so daß wir u. U. später einmal von einer erblichen Krebsprädisposition sprechen können, die nicht mehr in *einer* Generation oder in *einem* Volk tilgbar ist. Ich meine dies bei verschiedenen Mäusestämmen schon festgestellt zu haben. Soweit darf man es beim Menschen nicht kommen lassen. Man muß vielmehr etwas dagegen unternehmen, besonders bei werdenden Müttern im Hinblick auf die intrauterine Lebensphase ihres Kindes.«

Diesem Zitat möchte ich noch folgendes hinzufügen: Was würde denn dagegensprechen, wenn wir überall Beratungsstellen einrichteten – wie wir es bereits im Kampf gegen die Tuberkulose getan haben – Stellen, in denen die Bevölkerung beraten wird, wo aber auch werdende Mütter auf ihre Vitalität und die bereits beschriebenen belanglos erscheinenden Symptome hin untersucht werden. Ich glaube, man wäre dann entsetzt über die große Zahl von Frauen, die infolge von Fehlernährung dringend eines oder mehrerer der bestimmten Stoffe bedürfen.

Seltsam ist freilich, daß lediglich zwei Angehörige der Delprat-Kommission an meiner damaligen Vorlesung teilgenommen haben; die übrigen glänzten durch Abwesenheit. Sie hatten zwar die Aufgabe, meine Methode zu überprüfen, doch mit keinem meiner Versuche haben sie sich näher befaßt, geschweige, sie nachvollzogen, denn nach der alten Anschauungsweise hatte man sie ja gelehrt: Ernährung hat nichts mit Krebs zu tun.

Dadurch wurde die Stellungnahme der Kommission zu einem

vorsätzlichen und bewußten Verrat an der Sache, ja sogar zu einer verbrecherischen Machenschaft, wie deutlich aus dem Gutachten der Delprat-Kommission hervorgeht, wo es heißt: »Wir haben uns bemüht, die Moerman-Methode, die sich bereits in großen Teilen der Niederlande durchgesetzt hatte, so schnell und gründlich wie möglich zu unterbinden.« Das war 1958.

Doch abermals zwanzig Jahre später, also Ende 1977, trat Prof. Dr. Cleton, Direktor des niederländischen Krebsforschungsinstituts, auf den Plan, um dem niederländischen Volk zu verkünden, daß Fehlernährung und das pH-Milieu eine wichtige Rolle bei der Krebsbildung spielen – ohne freilich hinzuzufügen, daß ich schon vierzig Jahre zuvor zu dieser Erkenntnis gelangt war, und dabei wohlweislich zu verschweigen, daß ich 1958 von der Delprat-Kommission *völlig zu Unrecht* diffamiert und diskriminiert worden bin.

Meine Warnungen verhallten. Niemand wollte sie hören. Man hielt an der althergebrachten Zellularhypothese fest und wartete ... wartete, bis sich ein Tumor gebildet hatte, wie das nach der alten Anschauungsweise recht und billig war – *auch bei Kindern.*

14 Prophylaxe

Zu guter Letzt sei zum besseren Verständnis der Krebsprophylaxe noch einmal an den großen Unterschied zwischen der alten und der neuen Anschauungsweise erinnert.

Nach der alten Anschauungsweise gibt es im großen und ganzen keine Krebsprophylaxe. Ihr zufolge nimmt bei der Krankheit die Zelle eine Zentralstellung ein. Aus bisher noch unbekannten Gründen wird die normale Zelle zu einer Krebszelle. Durch fortwährende rasche Teilung entwickelt sich daraus ein Tumor, der – so die alte Ansicht – bewirkt, daß allmählich der ganze Körper erkrankt und letztlich zugrunde geht.

Da sich eine Gruppe einiger weniger Krebszellen weder durch Palpation noch durch eine Röntgenuntersuchung nachweisen läßt, muß man die Bildung eines Tumors – wie klein auch immer – abwarten. Dann erst kann man dieser Auffassung zufolge eingreifen. Ein Eingriff sollte zwar so früh wie möglich stattfinden; dies ändert aber nichts an der Tatsache, daß man eben doch abwarten muß, bis sich eine Krebsgeschwulst gebildet hat.

Nach meiner neuen Anschauungsweise, die freilich schon vom Jahre 1940 datiert, verhält es sich genau umgekehrt: Zuerst ist der Organismus – wenn auch nach außen hin oft nicht erkennbar – erkrankt; eine Folge dieser Erkrankung und das letzte, deutlichste Symptom ist dann der Tumor. Die Logik spricht für sich, wenn ich immer predige: *Ermittle die vorausgehende Krankheit und heile sie, damit es gar nicht erst zu einer Tumorbildung kommt!*

Diese neue Anschauungsweise wird von den Vertretern der alten Auffassung als ein Schlag ins Gesicht der gesamten bisherigen Krebsforschung empfunden und trug mir bereits in den vierziger und fünfziger Jahren den Ruf ein, ein »übergeschnappter Quacksalber« zu sein, denn – so sagte man –, »er versucht, Menschen vom Krebs zu heilen, wenn sie noch gar keinen Krebs haben«.

Man erkannte offenbar gar nicht, wie recht ich hatte, denn die ständig ansteigende Krebshäufigkeitskurve war doch der beste Beweis dafür, daß infolge der überholten Anschauungsweise viel zu spät eingegriffen wurde.

Die alte Anschauungsweise ließ zwar eine Behandlung des Krebstumors zu, aber die Zahl der Krebsfälle wuchs und wuchs. Im Jahre 1977 gab es in den Niederlanden weitaus mehr als 30 000 Krebskranke; doch durch das Warten über das Anfangsstadium hinaus bis zum Endstadium der Krankheit, der Geschwulstbildung, kam man viel zu spät, um bei all diesen Menschen noch Behandlungserfolge zu erzielen. Nur ein kleiner Teil von ihnen konnte gerettet werden – 28 000 hingegen erlagen der mörderischen Krankheit.

Schuld an der ganzen Tragödie ist die unterschiedliche Auffassung. Einmal geht es darum, was die Krebsforscher alter Schule ihrer Zellularhypothese zufolge Krebs *nennen*, zum anderen darum, was ich bereits vor Jahrzehnten gesagt und bewiesen habe, nämlich, was Krebs *ist*. Viele – auch die Delprat-Kommission – stellten sich auf den Standpunkt, *niemand* wisse bisher, was Krebs sei, und negierten damit meine gesamte Arbeit.

Die Krebskrankheit hat ihre eigene Geschichte, eine Geschichte mit multikausalem Verlauf. Das ist aus folgender stichwortartiger Darstellung ersichtlich.

Optimaler Gesundheitszustand – kein Krebs; langfristige Fehlernährung – Einbuße des optimalen Gesundheitszustandes – Stoffwechselentgleisung durch Mangel an lebenswichtigen Stoffen – Schwächung des Unterdrückers samt Abwehrsystem – Symbionten dringen ins Blut ein – belanglos erscheinende Symptome treten auf – Degenerationserscheinungen, gefolgt von Regeneration, zeigen sich an den Schleimhäuten – Mangel an unverzichtbaren Stoffen führt zu Unvermögen, junge Zellen zu normalen, vollwertigen Zellen ausreifen zu lassen – geschädigte Mitochondrien – Erschwernis der Zellatmung – Umschaltung auf Gärungsprozesse – Alkalose – die Symbionten treten vom Blut aus in die Zellen ein – völliger Ausfall des Unterdrückers – keine Beseitigung bzw. Zerstörung von Fremdzellen mehr; diese machen sich selbständig, da sie nicht mehr in den Verbund des umgebenden Gewebes aufgenommen werden – Parasitieren dieser körperfremden Einzeller – hemmungslose Zellteilung – Tumorbildung als letztes Symptom des gesamten Prozesses, *nicht dessen, was man Krebs nennt, sondern dessen, was Krebs ist.*

Die Prophylaxe stellt aufgrund dieser neuen Anschauungsweise die wichtigste Waffe gegen den Krebs dar. Man hat besonders zu achten

1. auf die belanglos erscheinenden Symptome – sie sind die leisen Warner, daß es dem Körper an einzelnen oder mehreren wichtigen Stoffen mangelt;
2. auf eine beschleunigte Blutsenkung, die auf eine Vermehrung der Symbionten im Blut schließen läßt;
3. auf Alkalose;
4. auf unmotivierte Müdigkeit und Erschöpfungszustände, Nachlassen der Fitneß.

Sobald diese Symptome eines Krebsprimärstadiums auftreten, muß man eingreifen. Die Stoffwechselentgleisung ist dann meist noch reversibel; d.h. der Stoffwechsel läßt sich mittels Diät und Verabreichung der genannten acht unverzichtbaren Stoffe noch leicht normalisieren. Dadurch werden die Aktivitäten des Unterdrückers angeregt, so daß wieder beseitigt wird, was schadet. Anders ausgedrückt: *Man darf niemals die Tumorbildung abwarten, sondern muß bereits im präkarzinomatösen Stadium eingreifen.*

Diese Frühdiagnose erlaubt uns, potentielle Krebskranke rechtzeitig zu erkennen und ihnen auch rechtzeitig zu helfen. In jährlich durchzuführenden Reihenuntersuchungen könnte man die gesamte Bevölkerung auf verdächtige Symptome hin untersuchen und gegebenenfalls mit Diät und Zufuhr der genannten acht Stoffe behandeln. Mit anderen Worten: Durch die neue Anschauungsweise sind wir in der Lage, einer Tumorbildung *vorzubeugen.* Die Möglichkeit einer Krebsprophylaxe, die der alten Anschauungsweise zufolge undenkbar ist, ist also hier durchaus gegeben.

Diese von mir schon 1940 erkannte Chance der Krebsprophylaxe wird durch folgende Fakten noch gestützt:

Jeder Mensch hat ein Anrecht auf Gesundheit, d.h. auf ein

funktionstüchtiges Abwehrsystem und ein optimales Regenerationsvermögen. Überlegt man weiter, daß sich im gesunden Körper kein Krebs bildet, dann muß man sich doch fragen, ob nicht die in meinen Diätrichtlinien aufgeführten Lebensmittel krebshemmend wirken – oder anders herum –, ob nicht eine dauernde Fehlernährung die Entstehung und Wucherung von Krebszellen fördert.

Mit dieser Frage steht oder fällt mein gesamtes Lebenswerk. Wenn ich recht habe, wäre dieses Recht ein Geschenk an die Menschheit, das nicht mit allem Gold der Welt aufzuwiegen ist. Und die Beweise für die Richtigkeit meiner Erkenntnis scheinen mir unwiderlegbar.

Da ist zunächst das Jahr 1951, in dem mich der Direktor des Amsterdamer Krebsforschungsinstitutes freundlicherweise zu sich gebeten hatte, um mit mir einmal über meine Krebsforschung zu sprechen. Im Verlauf der Unterhaltung erwähnte er die Veröffentlichung des deutschen Wissenschaftlers Dr. Fibinger. Dieser hatte das Auftreten von Magenkrebs bei Versuchsratten darauf zurückgeführt, daß die Tiere u.a. mit lebenden Kakerlaken-Larven gefüttert worden waren. »Wir haben«, führte mein Gesprächspartner weiter aus, »diesen Versuch in unserem Krebsforschungsinstitut verschiedentlich nachvollzogen, doch keine unserer Ratten bekam Magenkrebs, was den Schluß zuläßt, daß Fibingers Ratten aus irgendwelchen anderen Gründen Magenkrebs bekommen haben. Denn wenn Kakerlaken-Larven Magenkrebs hervorrufen würden, hätten unsere Versuchstiere ja gleichfalls an Magenkrebs erkranken müssen. Sie sehen die Ernährung als Krebsursache an? Diesen Standpunkt vertreten wir nicht.« Soweit mein Gesprächspartner.

Merkwürdig an der Sache ist allerdings, daß dieses Krebsforschungsinstitut trotz des Zweifels an der Richtigkeit meiner Erkenntnis später noch Untersuchungen darüber durchführte, ob nicht vielleicht doch die Ernährung der Ratten eine Rolle gespielt haben könnte. Und was stellte sich heraus? Fibingers Ratten hatten kein vollwertiges Futter erhalten, während die Tiere des Krebsforschungsinstituts sich durch hochwertiges Futter in einem optimalen Gesundheitszustand befunden hatten.

Damit war für das Krebsforschungsinstitut das Rätsel gelöst. Ich bin der Auffassung, daß die Kakerlaken-Larven bei den Ratten zwar eine Schädigung der Magenwände hervorriefen, die aber durch sofortige Regeneration wieder behoben wurde, d.h. durch jugendliche, heilwirksame Zellen. Dies traf für die Ratten des Krebsforschungsinstituts zu, die vollwertige Nahrung erhalten hatten, so daß ihr Organismus über alle zur Bildung von Regenerationsgewebe erforderlichen Stoffe verfügte – im Gegensatz zu den Ratten Fibingers, die infolge langfristiger Ernährung mit nichtvollwertigem Futter außerstande gewesen waren, Regenerationsgewebe zu bilden. Die Zellen verblieben im embryonalen Gärungsstadium und waren durch diese eigene Unzulänglichkeit trotz vorhandenen Sauerstoffs zu keiner normalen (Zell-) Atmung fähig, so daß sie nicht in den Verbund des sympathischen Nervensystems aufgenommen werden konnten, d.h. gewissermaßen körperfremd waren und auch blieben. Es bestand also kein optimaler Gesundheitszustand mehr; das Abwehrsystem war nicht mehr in der Lage, die »Fremdzellen« zu zerstören. Bei den vorgeschädigten Ratten Fibingers konnte sich also Krebs bilden, bei den Tieren des Krebsforschungsinstituts hingegen nicht.

Ich glaube, damit ist die Rolle, die die Ernährung bei der Krebsbildung spielt, eindeutig klargestellt.

Obgleich der Direktor des niederländischen Krebsforschungsinstituts bei meinem Besuch 1951 noch die Richtigkeit meiner Erkenntnisse anzweifelte, war es dann doch gerade dieses Institut, das durch den Rattenversuch den unumstößlichen Beweis für die Richtigkeit meiner Theorie erbrachte.

Nun *ein weiterer Beweis:* Während des Zweiten Weltkrieges verbrachten viele Menschen gezwungenermaßen Jahre ihres Lebens in den Konzentrationslagern. Fünf von ihnen habe ich gekannt. Sie waren von Natur aus keineswegs schwächlich. Doch nach ihrer Entlassung zeigte sich, daß ihr Abwehr- und Regenerationsvermögen infolge der langfristigen Unterernährung schwer geschädigt war. Sie sind alle an Krebs gestorben.

Auf die Frage, wie bei diesen Leuten Krebs entstanden ist, fällt die Antwort nicht schwer. Niemand kann sagen, wieviele neue Zellen sich beim Menschen pro Tag bilden. Die Zahl ist auch nicht so wichtig, wenn man nur weiß, *daß* solche Zellen gebildet werden. Wer aber will behaupten, daß ein Organismus die Zellen auch mit allen Stoffen versehen kann, die sie zur normalen Entwicklung benötigen – d. h., die sie brauchen, um funktionstüchtig zu werden –, wenn sie ihm infolge jahrelanger einseitiger Fehlernährung gar nicht zur Verfügung stehen? Naturgemäß führt dies zur Bildung anormaler Zellen, die einerseits nicht in das sympathische Nervensystem aufgenommen, anderseits durch das defekte Abwehrsystem auch nicht beseitigt werden können.

Den *dritten Beweis* für die Richtigkeit meiner Auffassung erbrachte – ungewollt – ein deutscher Forscher, der sich mit dem Leben afghanischer Nomaden beschäftigt hat. Er stellte vor einigen Jahren fest, daß bei diesen Nomaden kein Krebs auftritt. Er ging der Sache auf den Grund und erkannte, daß die Ernährung einen großen Einfluß auf die Gesundheit dieser Menschen haben müßte. Vergleicht man nun die dortigen Eßgewohnheiten mit meinen Diätrichtlinien, stellt man eine weitgehende Übereinstimmung fest.

Was besagt das? Nun, die Nomaden haben – ohne es zu wissen – immer die Moerman-Diät eingehalten und infolgedessen die Krankheit, die wir Krebs nennen, nie kennengelernt. Von diesem Leiden wurden nur diejenigen Afghanen befallen, die ausgewandert waren und im Westen dann unsere Durchschnittskost zu sich genommen hatten. Ich meine, auch das ist ein unumstößlicher Beweis dafür, daß es zwischen einer nicht-vollwertigen Ernährung und dem Auftreten von Krebs einen Zusammenhang gibt.

Weshalb schließt man dann aber die Augen vor meinen Diätrichtlinien? Ist man daran interessiert, daß die Kurve der Krebserkrankungen ständig steigt? Ich für meinen Teil sehe doch lieber Menschen, die durch eine offiziell nicht anerkannte Methode gesund bleiben, als solche, die sich an offiziell anerkannte Methoden halten und sterben. Das sind in den Niederlanden immerhin 28 000 jährlich. Bedenken Sie stets, daß der durch Einhaltung der Diätrichtlinien erzielte Erfolg ausschlaggebend ist und nicht die Überlegung, ob eine Sache allen Kriterien der Wissenschaft entspricht.

Damit will ich nicht sagen, daß ich wissenschaftliche Untersuchungen ablehne. Ich habe mir von vornherein klare Grenzen gesetzt, halte es aber für engstirnig, eine Sache nur deshalb abzu-

lehnen, weil ihre Richtigkeit mit den heute üblichen Forschungs-
methoden nicht exakt meßbar bzw. nachweisbar ist und deshalb
alle Erfolge einfach zu negieren. Und wenn mir ein namhafter
Wissenschaftler sagte: »Da ist schon was dran – aber was?«, dann
spricht das für den Hochmut der Torheit zu glauben, der menschliche Verstand sei unfehlbar. Diese Einstellung ist meiner Ansicht
nach viel gefährlicher für unser Sozialgefüge, als man schlechthin
meint. Dadurch wird nämlich das logische – und damit das
wissenschaftliche – Denken so hoch bewertet, daß die Wissenschaft sozusagen als »neuer Erdengott« fungiert, dem man blind
gehorcht. Aber Verstandesdenken garantiert noch nicht den mora-
lischen Wert. Das, was wir durch unseren Verstand, durch die
Wissenschaft also, an Kulturgütern errungen haben, geht mit
einem erschreckenden Zerstörungsprozeß einher. Die hochge-
rühmte Wissenschaft befähigt uns heute bereits, innerhalb weniger
Stunden alles Leben auf Erden zu vernichten. Unser Planet wird
sich dann zwar noch um seine Achse drehen und seinen Kreislauf
um die Sonne beibehalten, aber das wird dann sinn- und zwecklos
sein. Der Mensch wird durch Forschung nicht weiser, sondern
gefährlicher. Das ist meiner Meinung nach die andere Seite der
Wissenschaft, die sich im Schatten von morgen verbirgt. Und
genau dieser anderen Seite der Wissenschaft ist es zuzuschreiben,
daß ich vierzig Jahre auf den Augenblick warten mußte, bis die
Bevölkerung selbst hinter diesen schamlosen Betrug kam, durch
den der Menschheit vorsätzlich die Resultate meiner Arbeit vorenthalten wurden, so daß Tausende unnötigerweise sterben
mußten.

Hätte man schon vor vierzig Jahren auf mich gehört – und alle
niederländischen Zeitungen hätten damals die Moerman-Diät
empfohlen –, dann wäre die Krebssterblichkeit nicht so enorm
gestiegen, dann würden heute in den Niederlanden nicht 28 000
Menschen jährlich an Krebs sterben. Denn es ist auszuschließen,
daß die Bevölkerung unseres Landes auf die Moerman-Diät anders
reagiert hätte als die Afghanen auf dieselbe Kost.

Dies ist um so bedrückender, als die Niederländer selbst noch
einen *vierten Beweis* für die Richtigkeit meiner Aussagen erbracht
haben. Im Jahre 1940 kam die deutsche Wehrmacht in die Nieder-

lande und mit ihr schon nach kurzer Zeit eine Lebensmittelreglementierung, denn Weißbrot gab es nicht mehr – statt dessen aß man Vollkorn- und Graubrot; auch Zucker war bald nicht mehr zu haben, ebensowenig wie Kaffee und Tee; die Margarineproduktion wurde gedrosselt, man wich auf Butter aus; alkoholische Getränke konnte man nicht mehr kaufen, aber es gab Obstsäfte; das Fleisch war rationiert, die Zuteilung minimal. Man stelle sich aber vor: Im Jahre 1945 wurde die Lebensmittelbewirtschaftung unversehens aufgehoben – und damit verfiel man wieder in die alten Eßgewohnheiten.

Betrachten wir nun die von Dr. Romein veröffentlichte Statistik für diese zehn Jahre, vornehmlich im Hinblick auf Den Haag, dann sehen wir, daß die Krebshäufigkeitskurve nach einem Gipfel im Jahre 1942 steil abfällt (um 50%!) und ihren tiefsten Punkt um das Jahr 1945 erreicht. Das waren die Auswirkungen einer hochwertigen Ernährung mit Gemüse und Obst aus den umliegenden Anbaugebieten. Betrachten wir dann die Krebshäufigkeitskurve ab 1945 bis zu den fünfziger Jahren, dann sehen wir, daß sich der Fluch des Wohlstands in einem ständigen starken Ansteigen bemerkbar macht. Im Gegensatz dazu traten in den ländlichen Gebieten, wo es ernährungsmäßig kaum eine Änderung gegeben hatte, keine größeren Schwankungen bezüglich der Krebshäufigkeit auf. Das offizielle statistische Datenmaterial beweist daher unwiderlegbar die Bedeutung meiner Diätrichtlinien für die Krebsprophylaxe.

All diese Beweise lassen deutlich erkennen, daß langfristige Mangelernährung (d.h. Ernährung mit entwerteten Lebensmitteln) *eine Krebsbildung fördert*. Das ist eine feststehende und unwiderlegbare Tatsache. Ich vermute, daß mindestens 60–70% aller Krebserkrankungen auf Ernährungsfehler zurückzuführen sind. Anderseits bewirkt die Einhaltung meiner Diätrichtlinien einen starken Abfall der Krankheitskurve.

Wertlose Nahrung beeinträchtigt die optimale Gesundheit, da ihr die für ihre Erhaltung erforderlichen Stoffe ganz oder zumindest teilweise fehlen. Meist erkennt man den Mangel an belanglos erscheinenden Symptomen, die jedem Arzt auffallen, so daß er gegebenenfalls seinen Patienten rechtzeitig warnen kann.

Ein wissenschaftsgläubiger Mensch jedoch wird die Sache mit einem »Ach, dieser Moerman mit seinem Quatsch!« abtun. und dann kommt auch für ihn eines Tages der Augenblick, da sein Abwehrsystem und sein Regenerationsvermögen versagen, so daß sein Organismus Krebszellen nicht mehr zu zerstören vermag und eine Tumorbildung erfolgt.

Schuld an dieser Entwicklung ist freilich nicht so sehr der Betroffene selbst, als vielmehr ein festverwurzeltes Vorurteil, das jahrzehntelang eine wirkungsvolle Krebsprophylaxe verhinderte und insofern die Bevölkerung bedauerlicherweise auch nicht organisatorisch und systematisch erfaßte. Ein Jammer! Was spräche denn dagegen, jedem Patienten die Moerman-Diät zu empfehlen, der über unmotivierte Mattigkeit und Müdigkeit klagt? Ich habe allerdings den Eindruck, daß Kurzsichtigkeit und Fixierung den Hochmut der Torheit begünstigen, der bekanntlich schon manche unrühmliche Rolle in der Geschichte der Medizin gespielt hat. Erinnern wir uns nur einmal an Semmelweis. Als er entdeckte, daß die Sterblichkeit der Wöchnerinnen merklich nachließ, wenn er sich vor jeder Untersuchung die Hände in Chlorwasser wusch, raunzte ihn Professor Klein mit den Worten an: »Das Wasser auf dem Gang hat nichts zu tun mit den Frauen im Saal« und entließ ihn.

Gerade diese Geschichte ist ein gutes Beispiel für die durchaus gegebene Möglichkeit, daß eine beachtliche Anzahl von Menschen sozusagen unter wissenschaftlicher Aufsicht sterben mußten, weil eine in der Praxis bewährte Maßnahme, die eben diese Menschen vor dem Tode bewahrt hätte, als Quacksalberei abgetan wurde.

Damit glaube ich, die mittels meiner Diätrichtlinien mögliche Krebsprophylaxe hinlänglich erläutert zu haben: Vollwertige Nahrung schützt vor Krebsbildung infolge von Fehlernährung.

Doch gesetzt den Fall, bei einem Menschen, der sich sein Leben lang meiner Diät entsprechend ernährt hat, gelangen eines Tages, auf gleich welche Weise, karzinogene Stoffe in den Organismus – dann ist die Sachlage ganz anders. Denn es ist undenkbar, daß karzinogene Stoffe das Abwehrsystem und das Regenerationsvermögen unmittelbar schädigen und die Krebszellen sozusagen »freie Hand haben«, weil der Unterdrücker kurzfristig ausgefallen ist und bösartige Zellen nicht mehr wirksam bekämpfen kann.

Dasselbe gilt z.B. für die Abstrahlung der Atombombe von Hiroshima oder für die im Vietnam-Krieg verwendeten Entlaubungs-Gifte. Dazu kann ich nicht Stellung nehmen. Ich habe mich ausschließlich mit der Ernährung befaßt.

Aufgrund meiner Untersuchungen glaube ich, sagen zu dürfen: *Erstens,* daß der überwiegende Teil der Krebsfälle auf eine langfristige Fehlernährung zurückzuführen ist.

Zweitens, daß durch die Ernährungsweise der afghanischen Nomaden vollauf bewiesen ist, wie ein ganzes Volk mittels »Moerman-Diät« krebsfrei bleiben kann und damit ihre prophylaktische Bedeutung demonstriert.

Drittens, daß diese Prophylaxe bereits 1939 ermittelt wurde. Sie wurde jedoch der Bevölkerung wissentlich (und nicht zuletzt durch den Delprat-Rapport) vorenthalten, so daß von 1939 bis 1979 allein in den Niederlanden fast eine Million Krebskranke unnötigerweise sterben mußten.

Damit glaube ich, den engen Zusammenhang zwischen Krebs und Fehlernährung hinlänglich bewiesen zu haben, und ebenso die Tatsache, daß die Moerman-Diät eine zuverlässige Krebsprophylaxe ist. Ich möchte an dieser Stelle noch einmal ausdrücklich betonen, daß es hier um bösartige Tumoren geht, die infolge jahrelanger Fehlernährung entstanden sind; denn es gibt ja mehrere krebsfördernde Fakten. Man schätzt den Anteil derjenigen Krebsfälle, die *nicht* auf eine Fehlernährung zurückzuführen sind, auf dreißig bis vierzig Prozent. Welche Diät und was für eine Therapie in diesen Fällen angebracht ist, kann ich jetzt noch nicht sagen. Ich behalte das Problem jedoch im Auge und hoffe – sofern mir meine Schaffenskraft noch einige Jahre erhalten bleibt –, eines Tages auch Licht in diese Sache bringen zu können.

15 Worin besteht die Krebsbehandlung, und worauf beruht sie?

Ehe ich auf die eigentliche Thematik dieses Kapitels zu sprechen komme, möchte ich noch einmal folgende Punkte zu bedenken geben:

1. Man muß sich völlig von der alten Auffassung lösen, wonach die Krebsgeschwulst lokaler Natur ist und den Ausgangspunkt für den weiteren Krankheitsverlauf bildet.

2. Man muß sich mit der neuen Auffassung vertraut machen, wonach beim Krebs der gesamte Organismus erkrankt ist, ehe es zur eigentlichen Tumorbildung kommt.

3. Man muß sich vor Augen halten, daß alle Zellen unseres Körpers – so wie Bäume oder sonstige Pflanzen – nur auf einem ganz bestimmten »lebensspezifischen« Nährboden gedeihen können.

4. Auch in einem optimal gesunden Körper entstehen da und dort Krebszellen, die jedoch vom Unterdrücker ausgetilgt werden, so daß es nicht zu einer Tumorbildung kommt.

5. Da der Mensch jedoch eine Krebsgeschwulst bekommen kann, läßt sich logischerweise folgern, daß dies erst möglich ist, wenn sein Gesundheitszustand nicht mehr optimal ist. – Zuerst erkrankt also der Gesamtorganismus. Dadurch wird der Unterdrücker in seinen Aktivitäten gehemmt. Und nun erst kann ein Krebstumor entstehen.

6. Den ohnehin kranken Körper sollte man keinesfalls durch Verabreichung giftiger Stoffe – wie z. B. Zytostatika – noch kränker machen. Man muß vielmehr den Gesundheitszustand des Körpers wiederherstellen, indem man *den Unterdrücker reaktiviert.*

7. Ein operativer Eingriff ist möglich; man sollte damit aber nicht die Vorstellung verbinden, mit dem Tumor habe man gewissermassen auch die Krankheit entfernt. Eine wirkliche Besse-

rung des Zustandes erzielt man ausschließlich durch die Verabreichung der von mir ermittelten acht Stoffe (Jod, Zitronensäure, Hefe = Vitamin-B-Komplex, Eisen, Schwefel sowie die Vitamine A, E und C).

8. Bestrahlungen lähmen das Abwehrsystem, das zur Heilung des Patienten so dringend benötigt wird. Statt das Abwehrsystem zu lähmen, ist der Unterdrücker zu aktivieren.

Worin besteht nun eigentlich meine Krebsbehandlung? Zur Beantwortung dieser Frage müssen wir drei Fakten unterscheiden, obgleich gerade ihr Zusammenwirken den Heilerfolg zeitigt.

Erstens: Man gibt dem Patienten Diätrichtlinien, denn es versteht sich eigentlich von selbst, daß er nicht die krebsfördernde Fehlernährung fortsetzen darf. Es ist freilich ein Irrtum zu glauben, mit der Moerman-Diät allein ließe sich schon Krebs heilen. Sie tritt vielmehr *an die Stelle* einer Ernährung mit nicht-vollwertigen (d. h. durch chemische oder mechanische Prozesse lebenswichtiger Bestandteile beraubter) Nahrungsmitteln, die einer Krebsbildung Vorschub leisten.

Zweitens: Man muß den Gesundheitszustand des Gesamtorganismus wiederherstellen und zwar mittels der oben genannten acht Stoffe, die Voraussetzung für eine optimale Gesundheit sind.

Drittens: Befindet sich der Krebskranke im reversiblen (d. h. besserungsfähigen) Stadium, bewirkt die therapeutische Zuführung der genannten acht Stoffe eine Genesung des Organismus, die eine Reaktivierung des Unterdrückers und damit des ganzen Abwehrsystems inklusive Einschmelzung des Tumors zur Folge hat; d. h. die Krebszellen werden dann zerstört und der Patient geheilt.

Das ist die Moerman-Therapie.

Sollte ihre Wirksamkeit in Frage gestellt werden, kann ich auf folgenden Sachverhalt verweisen: Ich untersuchte in Belgien das Blut eines Krebskranken bei zehntausendfacher Vergrößerung. Es wimmelte nur so von mikrobiologischen Elementen, sogenannten *Symbionten.* Nachdem ich den Patienten mit den bekannten acht Stoffen behandelt hatte, waren keine Symbionten mehr nachweisbar. Ganz offensichtlich war durch die Behandlung der zuvor ausgefallene Unterdrücker reaktiviert worden und hatte die Symbionten beseitigt. Die Moerman-Krebsbehandlung beruht also auf dem Prinzip, daß mit Hilfe der oben genannten acht Stoffe und bestimmter Spurenelemente der Unterdrücker wieder befähigt wird, die Krebszellen zu zerstören.

Damit war der Beweis für den wissenschaftlichen und therapeutischen Wert der Moerman-Methode erbracht. Nicht nur der schon legendäre Patient Brinkman, sondern noch viele andere Menschen, die wie dieser das Krankenhaus mit infauster Prognose verlassen hatten, konnten durch die Moerman-Therapie geheilt und in ein normales Leben zurückgeführt werden.

Die Zahl der durch mich und meine Schüler auf diesem Wege geheilten Krebskranken ist so groß, daß niemand mehr die außerordentliche Bedeutung der Moerman-Methode abstreiten kann. Besonders hervorzuheben ist die Tatsache, daß es sich bei den therapierten Krebskranken durchweg um sogenannte »*hoffnungslose Fälle*« (s. u. »Dokumentation«) handelte, *die von den jeweiligen Krankenhäusern, Krebsforschungszentren und Universitätskliniken als unheilbar zum Sterben nach Hause entlassen worden waren; denn Patienten, die auf eine Krankenhausbehandlung gut ansprachen, kamen ja nicht zu uns.* Man darf also mit Fug und Recht davon ausgehen, daß all diese Menschen ohne Behandlung nach der Moerman-Methode ganz sicher innerhalb kürzester Zeit gestorben wären.

Weiterhin ist zu erwähnen, daß zu dieser Thematik kein statistisches Datenmaterial vorliegt, weil keine Vergleichsmöglichkeiten gegeben sind. Und das Fehlen von statistischem Datenmaterial trug mit dazu bei, daß die Herren Oberinspektor Drion und Minister Stuyt meinem Werk ihre Anerkennung versagten. Diese Ablehnung mußten viele, die von Krebsspezialisten aufgegeben worden waren und durch meine Methode hätten geheilt werden können, mit dem Leben bezahlen. Ist es nicht ein heller Wahnsinn, daß man die Arbeit eines Menschen mißbilligt, der Krebskranke geheilt hat, die von der Schulmedizin nicht geheilt werden konnten?

Unbeantwortet bleibt allerdings die Frage, weshalb man eigentlich volle vierzig Jahre lang meine Methode einfach negierte. Und diese wirklich wichtige Frage muß eines Tages doch noch beantwortet werden, denn jeder hat ein Recht zu leben, so wie jeder auch ein Recht auf eine erfolgversprechende Heilbehandlung hat. Da jedoch in den vier Jahrzehnten von 1940 bis jetzt allein in den Niederlanden rund eine Million Menschen an Krebs gestorben sind, könnte man in diesem Fall schon von mangelndem Verantwortungsbewußtsein gewisser Kreise, wenn nicht gar von fahrlässiger Tötung sprechen. Denn außer dem schon legendären Herrn Brinkman gab es ja auch noch Frau Maat mit ihrem als unheilbar geltenden Mastdarmkrebs und Piet van Velzen mit dem für unheilbar erklärten malignen Tumor unter der Leber. Auch sie wurden von mir geheilt. Außerdem sei an Leen Muis erinnert, der sich in der Dr.-Nolet-Stiftung zu Schiedam einer Prostata(krebs)operation unterzogen hatte, dann jedoch ein zweites Mal ins Krankenhaus mußte, weil sich nicht nur Rezidive in der Leistengegend und im Bereich der Blase gebildet hatten, sondern auch eine Fistel in der alten Operationswunde, durch die der Urin austrat. In diesem desolaten Zustand schickte man ihn nach Hause. Und selbst ihn habe ich praktisch noch in letzter Minute zu retten vermocht. Das können die Gemeindeschwester und die Tochter des Patienten bezeugen. Außerdem beglückwünschten mich die Herren Dr. Vos und Dr. Willemse, nachdem ich in der Dr.-Nolet-Stiftung den geheilten Herrn Muis vorgestellt hatte.

Danach irritierte es mich freilich sehr, daß so gar nichts geschah. Man hatte doch mit eigenen Augen gesehen, daß es sich bei den mit meiner Methode Geheilten um sogenannte »hoffnungslose Fälle« handelte, bei denen die üblichen und offiziell anerkannten Therapien völlig versagt hatten. Man verhielt sich so, als sei die Heilkunde nicht für die Patienten da, sondern als handle es sich bei den Kranken um eine Ware, über die nach wirtschaftlichen Gesichtspunkten zu verfügen ist.

Als ich dem Gesundheitsministerium in Den Haag berichtete, erklärte mir Dr. Brutel de la Rivière überheblich, er habe nicht vor, sich bei den Schiedamer Chirurgen nach den Krankengeschichten von Brinkman und Muis zu erkundigen. So, als ginge es dabei um neue Streichholzschachteln oder einen sonstigen Groschenartikel, fuhr er fort: »Wir glauben nicht, daß Krebs durch Medikamente heilbar ist. Wenn Sie aber meinen, jemanden davon geheilt zu haben, dann war es unserer Ansicht nach kein Krebs.«

Darin kommt deutlich zum Ausdruck, wie leichtfertig man in den vierziger Jahren mit dem Recht des Menschen auf Leben umsprang. Wenn bei einem Krebskranken mit herkömmlicher und offiziell anerkannter Behandlung keine Besserung mehr erzielt werden kann, so daß ihm der nahe Tod gewiß ist, finde ich es geradezu verbrecherisch, diesem Menschen eine andere Behandlungsmethode vorzuenthalten, durch die ihm eine reelle Überlebenschance eingeräumt würde. Ich bin fest davon überzeugt, daß in den letzten vier Jahrzehnten mindestens 200000 Krebstote durch meine Methode – Prophylaxe und Therapie allgemein durchgeführt – hätten gerettet werden können. Das war nicht der Fall. Die Engstirnigkeit offizieller Stellen hat gesiegt.

Wenn die Schulmedizin weiterhin an ihrer alten Auffassung festhält, wonach Krebs eine lokale Krankheit ist und Krebszellen autonom wuchern, so daß Operation, Bestrahlung und Verabreichung von Zytostatika geeignete Mittel zur Tumorbekämpfung sind, so kann ich dem entgegenhalten, daß sich die Richtigkeit meiner neuen Auffassung von dieser Krankheit durch folgende Fakten beweisen läßt:

1. In einem *gesunden Körper*, in dem die von mir ermittelten acht Stoffe (Jod, Zitronensäure, Hefe bzw. Vitamin-B-Komplex, Eisen, Schwefel sowie die Vitamine A, E und C) ausreichend vorhanden sind, gedeihen alle Zellen. Nur Krebszellen, die da und dort auftauchen, sind in einem gesunden Organismus nicht lebensfähig – d.h. sie bilden keinen Tumor, sondern verschwinden. Damit ist der Beweis dafür erbracht, daß *Krebszellen durchaus nicht von sich aus hemmungslos wuchern*, sondern daß dazu der Wirt-Organismus vorgeschädigt sein muß.

2. In einem *kranken Körper*, in dem es durch Fehlernährung (mit Lebensmitteln, die durch chemische oder mechanische Prozesse lebenswichtiger Bestandteile beraubt wurden) an den genannten acht Stoffen mangelt, verhält es sich genau umgekehrt. Dort verschwinden die Krebszellen nicht, sondern bilden einen Tumor. Gleichzeitig verkümmern die Körperzellen und sterben ab (Todesfolge). Also hängt *das Verhalten der Krebszellen vom Gesundheitszustand des Wirt-Organismus ab.*

3. Versucht man nun, bei einem (Krebs-)Kranken durch Verabreichung der bekannten acht Stoffe, auf denen der optimale Gesundheitszustand eines Organismus beruht, den Krankheitsprozeß so zu beeinflussen, daß der Organismus in einen optimalen Gesundheitszustand zurückgeführt wird, so sieht man, daß dies durchaus möglich ist. Man kann beobachten, wie der Körper langsam, aber sicher, gesundet und *gleichzeitig auch die Krebszellen verschwinden.* Nicht nur ich selbst, sondern auch meine Schüler haben das festgestellt und können mit absoluter Sicherheit die Richtigkeit dieses Sachverhalts bezeugen. Ich muß in diesem Zusammenhang nochmals darauf verweisen, daß also *Krebszellen von sich aus keineswegs hemmungslos wuchern,* daß vielmehr ihr Verhalten ganz und gar vom Gesundheitszustand des Körpers abhängt, in dem sie sich befinden. So wird es auch verständlich, daß man nahezu ein Jahrhundert lang vergeblich Unsummen dafür verwendet hat, einen Grund für das »selbständige Wuchern der Krebszellen« zu ermitteln. Wie kann man etwas finden, das es gar nicht gibt? Die Bildung einer Krebsgeschwulst wurzelt in einer durch langfristige Fehlernährung entstandenen Entgleisung des Stoffwechsels. *Das ist der Kern des Krebsproblems;* und damit wird auch die Möglichkeit einer wirksamen Bekämpfung dieser Krankheit offenkundig.

Es dürfte jedem klar sein, daß die oben aufgeführten drei Punkte den Schlüssel zu einer sinnvollen Krebsbehandlung darstellen: Da Krebszellen von sich aus nicht hemmungslos wuchern, ihr Verhalten vielmehr vom Gesundheitszustand des sie beherbergenden Organismus abhängig ist, braucht man diesen nur in einen optimalen Gesundheitszustand zu bringen, um die Krebszellen zu beseitigen. Dies ist freilich nur im sogenannten »reversiblen Stadium« (im Sinne von heilfähigem Stadium) möglich. Nur in diesem Stadium kann man den Patienten durch Verabreichung der bekannten acht Stoffe noch/wieder gesund machen. Es geht bei meiner Methode somit nicht um eine direkte Bekämpfung der Krebszellen selbst, sondern um eine Behebung der Umstände, durch die die Krebszellen zum Wuchern und zur Tumorbildung befähigt werden.

Wenn nun gefragt wird, ob der Körper eines (potentiellen) Krebskranken Symptome aufweist, die auf einen Mangel an einem oder mehreren der genannten acht Stoffe schließen lassen, kann ich darauf nur mit »ja« antworten; es gibt einige belanglos erscheinende Symptome, die jedoch so wichtig sind, daß ich sie hier noch einmal aufzählen möchte.

1. Trockene, zur Verhornung und Schwielenbildung neigende Haut, vor allem an den Fersen, zeigt Vitamin-A-Mangel an.
2. Eine rote Zunge deutet auf einen Mangel an Nicotinsäureamid (Vitamin-B-Komplex) hin.
3. Rhagaden in den Mundwinkeln, rötliche Ringe um die Nasenflügel sowie brüchige, glanzlose Nägel treten bei Riboflavinmangel auf.
4. Trockenes, schütteres, stumpfes und brüchiges Haar läßt auf Pantothensäuremangel schließen. Tritt dazu noch Eisen- und Vitamin-E-Mangel auf, so stellt sich gleichzeitig oft eine Leberfunktionsstörung und infolgedessen mangelhafte Entgiftung des Organismus ein, wodurch es gern zur Appetitlosigkeit kommt.
5. Unangenehmer Geschmack im Mund und übelriechender Atem sind Anzeichen von schlechter Eiweißverdauung, folglich von Pyridoxinmangel.
6. Schlechte Wundheilung, Zahnfleischbluten (beim Zähneputzen) und schlaffe Muskulatur deuten auf einen Vitamin-C-Mangel hin.
7. Lustlosigkeit und unmotivierte Müdigkeit zeigen Vitamin-E-Mangel an.
8. Die Tatsache, daß Krebskranke nach Saurem verlangen, läßt darauf schließen, daß der Zitronensäurezyklus (nach H. A. Krebs, Oxford) gestört ist, so daß der Organismus zur Alkalose und damit zur Krebsbildung neigt (Krebsgewebe ist alkalisch).
9. Blutarmut ist eine Folge von Eisenmangel; dabei wird das Gewebe nicht ausreichend mit Sauerstoff versorgt, was der Krebsbildung Vorschub leistet, denn Krebszellen benötigen keinen Sauerstoff, sondern beziehen ihre Energie aus Gärungsprozessen.

10. Jod und Schwefel wirken zusammen in den Zellen; der Abbau erfolgt mittels Jod, der Aufbau mittels Schwefel.

Wenn durch die Stoffwechselentgleisung der Jodmetabolismus in der Zelle gestört ist, sind gewisse Hypophysenhormone und das in der Schilddrüse gebildete Thyroxin außerstande, die Zellen noch zu einer normalen Atmung zu bewegen. Sie können keinen Sauerstoff mehr aufnehmen; sie haben ihr Oxydationsvermögen eingebüßt. Ist jedoch die innere Atmung stark reduziert oder gar ausgefallen, verschiebt sich das Verhältnis von Atmung zu Gärung immer mehr zugunsten der Gärung, und in den Zellen entsteht ein anaerobes Milieu. *Dadurch wird aus der normalen Zelle eine Krebszelle.* Diese fundamentale Erkenntnis wurde später in einem niederländischen Laboratorium experimentell nachvollzogen und als richtig anerkannt. Dabei zeigte sich an Gewebezüchtungen, daß die Zellen bei ständiger Drosselung der Sauerstoffzufuhr krebsig entarteten.

Das »Ja« auf die Frage, ob am Körper (potentieller) Krebskranker Symptome auftreten, die auf einen Mangel an einem oder mehreren der acht von mir ermittelten Stoffe schließen lassen, ist also – wie obige Ausführungen zeigen – berechtigt.

Die kausale Krebsbehandlung liegt damit für jeden Artz auf der Hand. Man muß zuerst und vor allem die Stoffwechselentgleisung durch Verabreichung der genannten acht Stoffe beheben. Die Frage nach der Dosierung hängt dabei von der Beobachtungsgabe des behandelnden Arztes ab. Sein geschulter Blick muß die belanglos erscheinenden Symptome erkennen, die ihm verraten, was dem Patienten fehlt, vornehmlich, welche derjenigen Stoffe, die für den optimalen Gesundheitszustand des Menschen unentbehrlich sind. Es wäre absurd, ein Standard-Rezept erbitten oder geben zu wollen. Krebs und Krebs sind zwei Paar Stiefel. Unterschiede gibt es immer. Das muß man auch bei der Diät berücksichtigen. Außerdem hat man für die Zufuhr von Spurenelementen, Fermenten und Enzymen zu sorgen. Man sollte sich also gründlich mit dem Krebskranken befassen, ehe man ihn behandelt.

Bei erfolgreicher Therapie wird im *reversiblen Stadium* des Patienten die Besserung des Befindens mit folgenden Vorteilen deutlich:

1. Den großen Vorteil eines gesunden Organismus, der darin besteht, daß Unterdrücker und Abwehrsystem aktiviert werden – im Gegensatz zu den Folgen von Bestrahlungen, Zytostatika- und Prednisonbehandlung, die eine Lähmung des Abwehrsystems bewirken.

2. Den Vorteil, daß keine Metastasenbildung erfolgt, denn die einzelne ausgeschwemmte Zelle, die im geschädigten Organismus zur Bildung einer Metastase hätte führen können, wird vom intakten Abwehrsystem leicht vernichtet.

3. Den Vorteil, daß sich der pH-Wert wieder zum sauren Milieu hin verschiebt – dies vor allem durch die Verabreichung von Zitronensäure – und die Alkalose behoben wird, *wodurch sowohl die Symbionten als auch die Krebszellen ihres Lebensmilieus verlustig gehen.* Dadurch sieht man oft sogar recht große Tumoren kleiner werden, wenn nicht gar ganz verschwinden.

4. Den Vorteil, daß die Symbionten aus dem Blut verschwinden und sich die Blutbeschaffenheit merklich bessert.

5. Den Vorteil, daß man noch operieren kann, falls sich herausstellen sollte, daß das Abwehrsystem außerstande ist, die Krebszellen zu zerstören.

6. Den Vorteil, daß der Chirurg die Operation an einem gesunden Körper vornehmen kann. Häufig erübrigt sich eine Operation jedoch. Wenn man allein bedenkt, wieviele Heilungen von Patienten ich bewirkt habe, die todgeweiht und nur zum Sterben aus dem Krankenhaus entlassen worden waren!

7. Den Vorteil, daß im irreversiblen Stadium, also in einem Stadium, in dem sich die Stoffwechselentgleisung nicht mehr beheben läßt, wenigstens die Grundlage für eine gute palliative Behandlung geschaffen wird, die manche Qualen zu lindern vermag.

Eventuellen Zweiflern kann ich noch einen weiteren Beweis für die Richtigkeit meiner These erbringen. Durch Verabreichung der genannten acht Stoffe in einer auf die belanglos erscheinenden Symptome abgestimmten Dosierung konnte ich bei Krebskranken nachweislich eine Heilung erzielen. Es handelt sich dabei um Patienten, bei denen die Diagnose »Krebs« feststand; unter ihnen waren einige »hoffnungslose Fälle«, die aus der Klinik entlassen worden waren, um daheim zu sterben. Cor van Groningen hat ein Buch mit dem Titel *De zaak dokter Moerman, reportage over een miskend kankertherapeut* (Der Fall Dr. Moerman, Reportage über einen verkannten Krebstherapeuten) (siehe Seite 121 f.) geschrieben, in dem acht solcher Patienten abgebildet sind. Der Landwirt Brinkman sowie die Kinder van Treffelen und Tempelaar waren zuvor von einem Universitätsprofessor behandelt worden, die fünf anderen Fälle von namhaften Krankenhaus-Fachärzten. Doch sowohl die Professoren als auch die Fachärzte konnten diesen Menschen nicht mehr helfen. Die Kranken waren dem Tode nahe; man hatte sie zum Sterben nach Hause entlassen. Sie wären also alle im Laufe längstens eines Jahres an der entsetzlichen Krankheit gestorben, wenn ich nicht die Möglichkeit gehabt hätte, sie aufgrund meiner neuen Anschauungsweise vor einem qualvollen Tode zu bewahren – wohlverstanden: alle acht.

Das sind doch eindeutige und unumstößliche Beweise! Die aus meinen Brieftaubenversuchen gewonnenen Erkenntnisse, in die Praxis umgesetzt bei der Behandlung *todgeweihter Krebskranker,* führte zu deren vollständiger Heilung! Hinzuzufügen ist noch, daß es sich bei van Treffelen um ein kaum einjähriges Kind gehandelt hat; die Kinder Tempelaar und Strating waren sieben und acht Jahre alt. Alle drei waren von der Schulmedizin als unheilbar aufgegeben worden.

Die Tatsache, daß nicht nur ältere Menschen, sondern immer häufiger auch Kinder an Krebs erkranken, löste in den Niederlanden Unruhe und Besorgnis aus. Man mußte etwas unternehmen. Professor Muntendam, eine Stütze der »Landelijke Organisatie tot Bestrijding van Kanker« (Landesverband zur Krebsbekämpfung) wurde dadurch vor eine schwierige Entscheidung gestellt:

Entweder Dr. Moerman zu rehabilitieren und ihn zu bitten, der Kinder-Krebssterblichkeit sofort durch Anwendung seiner Methode Einhalt zu gebieten.

Oder eine wohlwollend-menschenfreundliche Haltung einzunehmen und viel Geld zu sammeln ... um nach einer (anderen) Lösung suchen zu können.

Muntendam entschied sich für letzteres. Er brachte siebzig Millionen Gulden zusammen, um deren Verteilung es sogleich Streitigkeiten und Auseinandersetzungen gab, während die krebskranken Kinder nach wie vor im Sinne der alten Anschauungsweise behandelt wurden, was letztlich dazu führt, daß sie in absehbarer Zeit als unheilbar gelten und sterben.

Das läßt doch berechtigte Zweifel an der Integrität und Redlichkeit der Schulmedizin aufkommen. Und was soll man von Staatssekretär Hendriks halten, der die Abgeordneten der Zweiten Kammer tüchtig hinters Licht führte, als er die Behauptung aufstellte: »Dr. Moerman hat sich ein paar unzusammenhängende Notizen gemacht und eine hinfällige Theorie entwickelt?« Und was von Minister Stuyt, der die Vermessenheit hatte, vor der Ersten Kammer zu behaupten: »Moerman hat in den letzten zwanzig Jahren die von ihm behandelten Krebskranken nicht einmal gesehen?«

Die Folgen solcher Schnitzer konnten nicht ausbleiben.

16   Überblick und Resultat

1. Die Hypothese, wonach Krebs eine lokale Krankheit ist, hat sich als falsch erwiesen.
2. Krebs beruht auf einer Erkrankung des Gesamtorganismus.
3. Diese Erkrankung bzw. eine Schädigung des Gesundheitszustandes geht der Tumorbildung voraus.
4. Daher bildet sich in einem *gesunden* Körper *kein Krebs.*
5. Auch in einem gesunden Organismus findet man dann und wann Krebszellen; sie werden jedoch beseitigt, so daß sich kein Tumor bilden kann.
6. Implantiert man mittels Injektion einer *gesunden* Brieftaube Krebszellen, die man einer krebskranken Taube entnommen hat, so geschieht gar nichts. Der gesunde Organismus vernichtet die Krebszellen.
7. Punkt 5 und 6 zeigen, daß es *in einem gesunden Organismus* etwas geben muß, was die Krebszellen ausmerzt, bevor ein Tumor entsteht; dieses »Etwas« bezeichnete ich als *»Unterdrücker«* – ein Begriff, den es in den dreißiger Jahren noch nicht gab.
8. Zur Verhinderung einer Krebsgeschwulst ist die Gesunderhaltung des Körpers die wichtigste Voraussetzung.
9. Eine wirkungsvolle Krebsbehandlung besteht vor allem in der Wiederherstellung eines guten Gesundheitszustandes.
10. Aber *was* versteht man unter Gesundheit, und *von welchen in der Nahrung vorkommenden Stoffen hängt sie ab;* bzw. *welche Stoffe sind für den Körper unentbehrlich?* Durch Brieftaubenversuche ermittelte ich acht Stoffe (Jod, Zitronensäure, Hefe bzw. Vitamin-B-Komplex, Eisen, Schwefel sowie Vitamine A, E und C).
Da Tauben Schwefel in pulverisierter Form nicht aufzupicken vermögen, verfütterte ich (körnigen) Schwefelkies. Das Ergebnis war überraschend gut. Ich wußte seinerzeit noch nicht, daß

im Schwefelkies auch *Selen* enthalten ist, das sich übrigens gleichfalls als einflußreich erwiesen hat.

11. Mangelt es dem Körper durch langfristige Fehlernährung (mit entwerteter Kost) an diesen acht Stoffen, so kommt es zu einer Stoffwechselentgleisung. Sie stellt den Kern des Krebsproblems dar, weil sie zu einer Schwächung und schließlich zum Ausfall des *Unterdrückers* führt. Der Organismus ist dann gegen die Bildung einer Krebsgeschwulst *wehrlos*.

12. Mir und meinen Schülern ist es gelungen, durch Verabreichung der genannten acht Stoffe und durch Zufuhr von Spurenelementen den Gesundheitszustand Schwerkranker ganz wesentlich zu verbessern, wodurch gleichzeitig die Krebszellen verschwanden. Außerdem konnte anhand belanglos erscheinender, aber wichtiger Symptome nachgewiesen werden, daß der Organismus dieser acht Stoffe tatsächlich bedarf.

Es stimmt also nicht, daß Krebszellen *von sich aus* hemmungslos wuchern. Durch meine Untersuchungen wurde hinlänglich bewiesen, daß ein *geschädigter Organismus* (Stoffwechselentgleisung) *Voraussetzung für die Bildung eines Krebstumors ist.*

Nachschrift

Als ich vor einigen Jahren etwa fünfzig interessierten Kollegen bei mir zu Hause über meine Arbeiten berichtete, fragte mich einer der Anwesenden, wie ich zu diesen Erkenntnissen gekommen sei. Ich antwortete ihm: »Durch logisches Denken.« In einem optimal gesunden Körper findet man weder Krebs noch Rheumatismus oder sonstige Krankheiten. Es ist also nur logisch, zwei Überlegungen anzustellen:

1. Welche Krankheitssymptome erlauben eine Diagnose?
2. Was wird im Krankheitsfall aus der optimalen Gesundheit?

Gesundheit setzt die Aktivität des Unterdrückers voraus und beruht auf der Funktionstüchtigkeit des Abwehrsystems. Ohne diese beiden Faktoren würden wir kaum älter als einige wenige Jahre. Deshalb fragte ich mich weiter: Welche in der Nahrung vorkommenden Stoffe sind für die Erhaltung der Gesundheit, d. h. der Funktionstüchtigkeit von Unterdrücker und Abwehrsystem unentbehrlich? Durch Brieftaubenversuche ermittelte ich acht Stoffe, die es mir – wie sich später zeigen sollte – sogar ermöglichten, todgeweihte Krebskranke zu heilen, weil durch Zufuhr dieser Stoffe der Unterdrücker und das Abwehrsystem wieder voll funktionstüchtig gemacht werden konnten.

Logisches Denken bewegte mich dann auch dazu, die von meinen Schülern als »Moerman-Therapie« bezeichnete Behandlungsmethode bei verschiedenen anderen »unheilbar« Kranken anzuwenden. Von der Tatsache, daß ich auch diesen Menschen zu helfen vermochte, konnten sich meine Kollegen bei der Gegenüberstellung mit den Geheilten selbst überzeugen. Es handelte sich dabei um folgende Fälle:

1. *Multiple Sklerose.* Der Patient war eine Woche lang im Krankenhaus u. a. von einem Universitätsprofessor untersucht worden. Diagnose: Multiple Sklerose. Er wurde dann als unheilbar, d. h. zum Tode verurteilt, nach Hause entlassen und dort von mir vollständig geheilt.
2. *Reitersche Krankheit.* Zwei Patienten geheilt.
3. Ein chronisches *Ulcus cruris.*
4. *Migräne.*
4. *Blutgefäßleiden,* beidseitig. Bei einem Patienten war ein Bein bereits amputiert, als er in meine Behandlung kam; das andere ist jetzt geheilt.
6. *Unheilbares Augenleiden.* Ein Universitätsprofessor sagte dem Patienten, er werde später wahrscheinlich in eine Blindenanstalt müssen. Durch meine Behandlung konnte eine Heilung erzielt werden.
7. *Herzinfarktprophylaxe.* Herzinfarkt wird durch Zitronensäuremangel gefördert; das Blut wird zu »dick« und die Intima der Blutgefäße nicht ausreichend mit den Vitaminen A, E und Riboflavin versorgt.
8. *Schwangerschaftsbehandlung.* Eine junge Frau erklärte mir in der Sprechstunde weinend, sie habe nun bereits sieben Fehlgeburten hinter sich und wolle doch unbedingt ein Kind haben. Ich erklärte ihr daraufhin: »In einem Jahr haben Sie ein putzmunteres Baby, wenn Sie sich nur strikt an meine Diät halten und einige Aufbaustoffe einnehmen.« Der Frauenarzt wunder-

te sich sehr, daß meine Voraussage sich später als richtig erweisen sollte.

9. *Schizophrenie*. Ein Psychiater trug sich mit dem Gedanken, einen schizophrenen Patienten für unbefristete Zeit in eine Heilanstalt einzuweisen. Ich vermochte diesen Mann vollkommen zu heilen. Er ist heute sogar Betriebsleiter.

10. *Rheumatismus*. Eine junge Frau war dieser schweren Krankheit wegen acht Monate lang erfolglos von einem Universitätsprofessor behandelt worden. Ihre Finger waren gekrümmt und steif. Heute sitzt sie wieder im Büro und schreibt mit allen zehn Fingern auf der Maschine.

11. *Ulcus ventriculi* braucht nicht mehr operiert zu werden, heilt innerhalb von sechs Wochen durch Diät und Therapie.

12. *Basedowsche Krankheit* beruht auf einem Mangel an den Vitaminen E und A.

Alles in allem habe ich so viele Heilerfolge zu verzeichnen, daß ich mit Befriedigung auf meine fünfzigjährige ärztliche Tätigkeit zurückblicken kann.

17 Hochmut der Torheit

Man kann meine Pionierarbeit nicht einfach beiseiteschieben. Wer es doch tut, betrügt die Menschheit und versündigt sich an ihr. Wer es doch tut, verstößt gegen die Rechte der Menschheit. Denn abgesehen von den erwähnten acht Patienten, habe ich noch zahllose Krebskranke, die man für unheilbar erklärt hatte, rechtzeitig retten können. Meine Methode ist alles andere als wirkungslos. Deshalb ist es eine Schande, daß bei uns in den Niederlanden jährlich über fünfundzwanzigtausend Menschen an Krebs zugrunde gehen. Diese Zahl ist erschreckend hoch. Das brauchte nicht zu sein, wenn man bedenkt, daß ich bereits vor über dreißig Jahren zu meiner neuen Anschauungsweise gelangt bin.

Diese Schande ist meines Erachtens auf das zurückzuführen, was ich einmal Hochmut der Torheit nennen möchte. Dieser Hochmut der Torheit hat in der Geschichte der Medizin schon mehrfach eine desolate Rolle gespielt und verhängnisvolle Folgen gehabt. Man erinnere sich nur an folgende Begebenheiten:

Als Priessnitz entdeckte, daß eitrige Wunden an Frauenhänden, nachdem sie beim Wäschewaschen gründlich gereinigt waren, bald heilten, schrieb er die Heilkraft dem Wasser zu und entwickelte den feuchten Umschlag, der ihn bald berühmt machen sollte. Doch als Wissenschaftler aus Wien kamen, um sich seine Behandlungsmethoden anzuschauen, lachten sie ihn aus. Allerdings, der Laie sah hier weiter als der Gelehrte.

Als der Landarzt Robert Koch entdeckte, daß das Lungenleiden, das die Wissenschaftler der damaligen Zeit als »Auszehrung« bezeichneten, durch Tuberkelbazillen hervorgerufen wird, geriet er anfangs in den Ruf der Unseriosität.

Als Semmelweis entdeckte, daß die Sterblichkeit der Wöchnerinnen merklich nachließ, wenn er sich vor jeder Untersuchung die Hände in Chlorwasser wusch, lachte ihn Prof. Klein aus und entließ ihn.

Nun, ganz ähnlich ist es auch mir ergangen. Als ich mittels meiner Brieftaubenversuche bereits in den dreißiger Jahren das schwierige Krebsproblem löste und mit den von mir ermittelten acht Stoffen *sogar zum Tode verurteilte Krebskranke geheilt hatte,* wurde auch ich verlacht, verspottet, ja sogar verfolgt.

18 Schamloser Betrug

Durch meine Arbeiten hatte ich den Beweis dafür erbracht, daß Krebs keine lokale Krankheit ist, sondern eine Erkrankung des gesamten menschlichen Organismus. Deshalb wollte ich statt der alten Anschauungsweisen, vornehmlich statt der meistvertretenen und allgemein anerkannten Zellularhypothese, meine neuen Ansichten einführen. *Und was hat daraufhin die Delprat-Kommission in ihrem Bericht getan?* Sie hat einfach alles umgedreht, d. h. sie hat die veraltete Zellularhypothese zur Abwertung meiner neuen Anschauungsweise benutzt. Eine namhafte Persönlichkeit erklärte mir nach Kenntnisnahme vom Delprat-Bericht: »Ich wußte zwar immer, daß es in den Niederlanden kluge Köpfe gibt, daß sie aber so schlau sein würden, mit einer Hypothese zu beweisen, daß die Ergebnisse der Brieftaubenversuche unbrauchbar und nutzlos sind, hätte ich doch nicht gedacht. Und diese recht merkwürdige Form von Genialität scheint in den Niederlanden gang und gäbe zu sein; ja man hält sie offenbar sogar für wissenschaftlich verbindlich.«

Es wundert einen denn auch nicht, daß Professor Julius seine Empörung über diesen Bericht in den Worten zum Ausdruck brachte: »Der Delprat-Bericht ist ein abscheuliches Beispiel für Unwissenschaftlichkeit und Betrug.« Und ebensowenig erstaunt es, daß Professor Defares den Bericht als »schändliches und wertloses Dokument« bezeichnete.

Desungeachtet hat die »Landelijke Organisatie tot Bestrijding van Kanker« (Landesverband zur Krebsbekämpfung) den Bericht veröffentlicht, was zur Folge hatte, daß ich von zig Zeitungen durch den Dreck gezogen wurde.

Viel schlimmer noch ist freilich das, was sich drei Monate nach dieser vernichtenden Veröffentlichung abspielte. Da hielt nämlich der Chef der dem Amsterdamer Krebsinstitut angeschlossenen Klinik eine Abschiedsrede, deren Tendenz den Ergebnissen meiner Arbeit glich wie ein Ei dem anderen. *Dabei unterließ er es allerdings zu erwähnen, daß ich bereits zwanzig Jahre zuvor zu den gleichen Erkenntnissen gelangt war,* und er sah auch von einem Hinweis auf die Tatsache ab, daß ich schon am 10. März 1951 dem damaligen Direktor desselben Amsterdamer Krebsinstituts von meinen Forschungsergebnissen berichtet hatte.

Man sieht also, auf dem Wege zu neuen Heilverfahren hat der Hochmut der Torheit bereits viel Unheil angerichtet. Es ist nur ein Segen, daß es neben den Toren in der Medizin auch solche Menschen gibt, die Forschungsergebnisse überprüfen, statt sich nur über sie zu mokieren. Es sind integre Persönlichkeiten, die sich in einer Stunde der Besinnung vielleicht gefragt haben, ob nicht von irgendwoher aus anderen Welten eine Weisung ergangen ist, der leidenden Menschheit auf Erden das Leben zu erleichtern.

So wurden meine Arbeiten auch vorurteilsfrei begutachtet – und zwar von vier Herren aus den Niederlanden, drei aus Belgien und einem aus den Vereinigten Staaten von Amerika.

19 Gutachten und Stellungnahmen

[handschriftliche Krankengeschichte, Kopie]

Dieses ist eine Kopie der offiziellen Krankengeschichte von Dr. Moermans erstem Patienten Leendert Brinkman. Die auf diesem Krankenblatt vermerkte Diagnose lautet: Inoperable Geschwulst in der Bauchhöhle (Carcinoma coeli). Die Diagnose wurde 1939 von Dr. P. A. Vos, Dr.-Nolet-Stiftung zu Schiedam, gestellt.

Abschrift der Krankengeschichte
von Leendert Brinkman, Broekkade 1, Vlaardingen

geb.: 17. 9. 1884

Aufnahme: 29. 12. 39   behandelnder Arzt: Dr. Moerman

Entlassung: 18. 1. 40   behandelnder Arzt: Dr. P. A. Vos

Diagnose: Carcinoma coeli   Behandlung: Ileotransversostomie

Erst seit 14 Tagen Leibschmerzen, früh morgens schlimm, Temperatur 38°, Tumor palpabel in Nabelhöhe rechts.

Operation: Einschnitt oberhalb des Tumors, Rückwand des Coeloms vom Tumor eingenommen, dieser ganz in die Rückwand des Bauches eingedrungen, nicht entfernbar, Ileotransversostomie.

8. Juli behandelt von Dr. Moerman.

In der Ileocoecalgegend Tumorreste tastbar, Tumor verschwunden nach Leistendrüsenschwellung und Durchbruch. Hier noch Fisteln.

Für die Richtigkeit der Abschrift: Unterschrift

Kommentar von Dr. Moerman

Obiger Bericht, den Professor Vos abfaßte, nachdem er L. Brinkman operiert hatte, kann als rechtskräftiges Dokument angesehen werden, das von einem Sachverständigen bestätigt worden ist. Wenn jemand, der Brinkman während seiner Krankheit *nicht* gesehen hat, auch bei der Operation *nicht* zugegen war, ihn auch in den darauffolgenden Monaten *nicht* kontrolliert hat, Brinkman aber fünfzehn Jahre nach der Operation besucht und danach der Delprat-Kommission erklärt, es habe sich um eine Appendizitis gehandelt, der *begeht einen Betrug.* So geschehen von Dr. Meinsma, jetzt Direktor des Koningin Wilhelminafonds (Königin-Wilhelmina-Fonds).

Als ich Anfang Juli 1940 Professor Vos erzählte, Brinkman sei nicht gestorben, hat er den Patienten zu sich bestellt und untersucht. In seinem Befund hieß es: »In der Ileocoecalgegend Tumorreste tastbar« – also wieder Tumor und nicht Appendizitis. Die Tumorreste sind dann auf meine weitere Behandlung hin ebenfalls verschwunden. Brinkman wurde fast neunzig Jahre alt.

J. P. Brinkman
Broekkade 2
Vlaardingen   März 1972

Erklärung zur Krankengeschichte meines Vaters
Leendert Brinkman

Im Januar 1940 kam meine Mutter von einem Besuch meines
Vaters in der Dr. Nolet-Stiftung zurück und teilte mir mit, Dr.
Vos habe ihr gesagt: »Ihr Mann kommt nach Hause, aber leider
zum Sterben, denn seine Krebserkrankung ist unheilbar; die Geschwülste habe ich nicht entfernen können.«
Nach seiner Rückkehr unterzog sich mein Vater sofort der Behandlung Dr. Moermans. Da ich mehrfach helfen mußte, meinen
Vater aus dem Bett zu heben und ihm frische Wäsche anzuziehen,
habe ich deutlich gesehen, daß er Geschwülste im Bereich des
Bauches, der Leistengegend und des Oberschenkels hatte. Er war
so leicht, daß man ihn mühelos aus dem Bett heben konnte; ich
schätzte sein Gewicht auf höchstens 80 Pfund. Er war kaum mehr
als ein Gerippe.
Später habe ich gehört, Dr. Meinsma habe ihn besucht. Dieser
Arzt soll der Untersuchungskommission erzählt haben, es sei
vermutlich eine Blinddarmentzündung gewesen. Ich habe nie gehört, daß man von Blinddarmentzündung an drei verschiedenen
Körperstellen Geschwülste bekommen kann. Ich muß dazu noch
bemerken, daß mein Vater, als die Geschwulst in der Leistengegend weich zu werden und zu nässen begann, längere Zeit eine
Badehose getragen hat, darunter einen Wattebausch zum Aufsau-
gen der Flüssigkeit.

gezeichnet: J. P. Brinkman

Ärztliche Stellungnahme

Dr. P. Nuysink schreibt in seinem Buch *De diepste oorzaken van de kankerziekte* (Die tieferen Ursachen der Krebskrankheit) u. a.:

»Ich sehe nicht ein, daß es wirklich objektive Gründe geben soll, Dr. Moerman die Ehre streitig zu machen, auf originelle Weise eine Methode entwickelt zu haben, durch die sogar eine Anzahl inoperabler, ja hoffnungsloser Krebskranker geheilt werden konnten. Das schließt nicht aus, daß sich die Methode nicht noch verbessern ließe. Dazu bedarf es weiterer Beobachtungen.«

Stellungnahme

zur Behandlung Krebskranker durch Dr. C. Moerman, Arzt zu Vlaardingen, im Zusammenhang mit dem einen Teil seines Grundstücks betreffenden Enteignungsverfahren.

Unterzeichnender, J. M. C. Bijl, Arzt, Jan van Eyckstraat, Amsterdam, erklärt hiermit folgendes:

Nachdem ich mich gründlich mit den Veröffentlichungen des Dr. C. Moerman, Arzt zu Vlaardingen, über seine Methode der Behandlung Krebskranker beschäftigt hatte, besuchte ich in den vergangenen Monaten persönlich Patienten, die nach dieser Methode behandelt worden waren.

Die Resultate dieser Behandlung, von denen ich mich auf diese Weise selbst überzeugen konnte, waren in vielen Fällen verblüffend. Es erscheint mir daher von größter Bedeutung, daß Dr. Moerman seine Versuche mit Brieftauben weiterführen kann, was – wie mir von Sachverständigen versichert wurde – bei einer Verkleinerung des Grundstücks auf unüberwindliche Schwierigkeiten stoßen würde.

Dies wiegt um so schwerer, als man bis jetzt seitens der Schulmedizin nicht bereit zu sein scheint, Dr. Moermans Behandlungsmethode in größerem Umfang auf ihren therapeutischen Wert hin zu untersuchen.

Ich habe daher den Eindruck, daß eine erzwungene Einschränkung der von Dr. Moerman durchgeführten Versuche im Widerspruch zu den Interessen der Volksgesundheit steht.

Amsterdam, 30. April 1975
gez. J. M. C. Bijl, Arzt

Freie Universität · Medizinische Fakultät

Laboratorium für Anatomie und Embryologie
Direktor Prof. Dr. F. van Faassen
van der Boechorststraat 7
Amsterdam-Süd
Postschließfach 7161
Telefon 020-48

Referenz: Amsterdam, 19. 3. 1975

Stellungnahme zur Arbeit von Dr. C. Moerman, Arzt zu Vlaardingen von Dr. O. G. Meyer, Mitarbeiter auf dem Gebiet der Entwicklungsbiologie und Koordinator der Projektgruppe Zellteilungsverhalten menschlichen Körpergewebes im Zellkultur-Laboratorium für Anatomie und Embryologie V. U.

Während in der Medizin bis zum Zweiten Weltkrieg, vornehmlich seit der Virchow-Periode, eine monokausale Auffassung von Kranksein herrschte, gewann man vor allem seit Entwicklung der *Kybernetik* und der *Molekularbiologie* neue Erkenntnisse. Auch Krebs wurde nicht mehr als Krankheit mit einer einzigen Standard-Ursache angesehen oder als autonome Abweichung einer einzigen Zellgruppe, sondern als *Unzulänglichkeit eines Regelmechanismus*. Die *immunologische Arbeit des Pasteur-Instituts (1974)* verweist auf eine verminderte Abwehrbereitschaft der bei jedem vorkommenden geschädigten Zellen. 1975 veröffentlichte Droogendijk in den Niederlanden eine Arbeit über ein *kybernetisches Krebsmodell* und stellt dabei auch fest, daß Krebs als eine *multikonditionale Schädigung* aufzufassen sei. Vor dem Zweiten Weltkrieg waren es nur wenige, unter ihnen der *Nobelpreisträger Szent Györgi*, die Krebs als biologische Schädigung und nicht als autonome Bösartigkeit (Krankheit) auffaßten. Nach dem Zweiten Weltkrieg gelangten viele zu dieser Ansicht.

Einer der bedeutendsten lebenden Biochemiker, *Linus Pauling*, Nobelpreisträger für Chemie und Friedensnobelpreisträger, tritt immer wieder für diese Auffassung ein und nimmt an, daß vor allem Vitamin C in der Lage ist, den Regelmechanismus wiederherzustellen. Allgemein anerkannte Untersuchungen lassen darauf schließen, daß *gestörte Oxydationsprozesse* mit der Bösartigkeit (Tumorbildung) zusammenhängen. Auch in unserem Laboratorium und im *Zellbiologischen Laboratorium von Gaillard zu Leiden* wurde dies festgestellt. *Wie sehr muß es einen da verwundern, daß ein in den Niederlanden praktizierender Arzt solche Gedanken bereits in den dreißiger Jahren äußerte.* Die Arbeiten Dr. Moermans können entschieden als *ein Werk von größter wissenschaftlicher Bedeutung* angesehen werden. Wenn die Delprat-Kommission der Moerman-Arbeit einen wissenschaftlichen Wert aberkennt, so entspricht das nicht den Tatsachen. Selbst wenn man berücksichtigt, daß sich die kybernetischen Erkenntnisse erst in jüngster Zeit durchgesetzt haben, kann man doch davon ausgehen, daß die Delprat-Kommission die Moerman-Arbeit seinerzeit als wissenschaftlich fundiert hätte anerkennen müssen. Daß die Delprat-Kommission nur Patienten begutachten wollte, die ausschließlich nach der Moerman-Methode behandelt worden waren, mutet heutzutage recht merkwürdig an. Solange Moerman weiterhin geheilte Kranke vorzuweisen hat, und solange Moerman seine Patienten nicht davon abhält, sich der *klassischen Therapie* zu unterziehen, geht es hier ja um »sowohl als auch« und nicht um »entweder oder«. Und auch das paßt wieder zu unserer *kybernetisch-multikonditionalen Auffassung* vom Krebs. Eine multivariate Analyse der Moermanschen Arbeiten ist also angebracht.

Die wissenschaftliche Bedeutung seines Werkes steht jedoch fest.

gez. Dr. O. G. Meyer

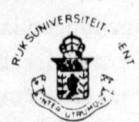

RIJKSUNIVERSITEIT GENT
FACULTEIT DIERGENEESKUNDE
GENEESKUNDE DER KLEINE HUISDIEREN

9000 GENT, 11 - 5-1972
CASINOPLEIN 21

An den hochgelehrten Herrn Dr. C. Moerman
Vlaardingen
Niederlande

Hochgelehrter Herr Kollege,

mit großer Freude habe ich Ihre Arbeit über die Entstehung und
Behandlung bösartiger Geschwülste gelesen.

Die Arbeit ist sehr originell und enthält zahlreiche interessante
Hypothesen, von denen einige nach dem Erscheinen Ihrer Arbeit
auch tatsächlich bewiesen wurden.

Ich bewundere Ihre Arbeit sehr und hoffe, daß Ihnen Gelegenheit
gegeben wird, weitere Versuche über diese recht schwierige Thematik durchführen zu können.

Nehmen Sie, hochgeschätzter Herr Kollege, meine Gefühle auf-
richtiger Anerkennung und Hochachtung entgegen.

gez. Prof. Dr. D. Mattheeuws

Dᵣ H. GRAVEZ

REZIMCJPF PLAATS 30 AALST
TEL O53 21880

Aalst (Belgien), 13. Dezember 1970

Unterzeichnender erklärt, daß er nach dem Vortrag von Dr. Moerman (Vlaardingen, Holland), den dieser im April 1957 beim internationalen Krebskongreß zu Aalst (Belgien) gehalten hat, die von Dr. Moerman entwickelte Diät und Behandlungsmethode zur Heilung Krebskranker angewendet hat und noch bis zum heutigen Tage anwendet, und zwar mit besonders günstigen Resultaten, so daß er durch Anwendung dieser Behandlungsmethode an die hundert Heilungen erzielen konnte.

Weiterhin erklärt der Unterzeichnende, daß die von Dr. Moerman entwickelte Therapie sich bei Krebskranken als sehr heilsam erwiesen hat, und daß es uns dadurch gegeben ist, mittels dieser Methode viele Krebskranke zu heilen, die sonst unwiderruflich zum Tode verurteilt wären.

gez. H. Gravez

113

DOKTER SPYERS MARCEL
MAAG en DARMEN
X Stralen

van 3 tot 6 uur

, ANTWERPEN, 19 December, 197
Brederodestraat, 84
Tel. 35.10.32

(Durchschrift)
Medizinische Stellungnahme

Anläßlich einer wissenschaftlichen Diskussion im April 1957 und
auch durch Dr. Moermans Vorträge in den Jahren 1957 und 1959
auf internationalen Kongressen habe ich das Prinzip der Methode
kennengelernt, nach der Dr. Moerman Krebskranke behandelt.
Seit dreizehn Jahren wende ich diese Therapie mit bewunderns-
werten Resultaten bei meinen eigenen Patienten an. Die Behandlungserfolge – vor allem in bezug auf Schmerzen und Allgemein-
befinden – sind besser als die der herkömmlichen Methoden – also
Operation, Bestrahlung und Morphium –, schließen diese aber
nicht aus.

Dr. Moerman spricht in seinen Vorträgen von Stoffwechselstö-
rungen als eigentlicher Ursache des Krebses. Das ist wissenschaftlich belegt durch die Forschungsarbeit von an die Hundert Wissenschaftlern, die nach fünfundzwanzigjährigen Ermittlungen
nachgewiesen haben, daß beim Krebskranken der Salzgehalt des
Blutes nahezu doppelt so hoch ist (wie beim Gesunden) und
ebenso das Oxydoreduktionspotential (Redox-potential), ferner
daß der pH-Wert zum alkalischen Milieu hin umschlägt (pH 7,6
bis 8,5). Das Blut enthält weniger hochmolekulare Eiweißkörper
(es fühlt sich nicht mehr glitschig an, sondern dünn), die Zahl der
roten Blutkörperchen hat sich verringert (Anämie); sie sind ihren
Aufgaben nicht mehr gewachsen (Anoxämie). Der Krebskranke
leidet an akutem Mangel an Vitamin C und einigen anderen
Vitaminen.

Diese Störungen liegen der Krebsbildung zugrunde und werden
durch den Verzehr von naturbelassenen Nahrungsmitteln und
Rohkost, Säurebildnern und Vitaminen behoben und in den Nor-
malzustand zurückgeführt, was durch die Heilwirksamkeit der

112

Behandlung bestätigt wird. Die Meßbarkeit der Blutwerte ermöglicht eine genaue Kontrolle des Heilungsprozesses.

gez.:

Ein ausführlicher Bericht über die gesamte Arbeit Dr. Moermans ist unter dem Titel

The solution of the cancer problem

in den Vereinigten Staaten (von Amerika) erschienen.

Nachdem Professor Linus Pauling dieses Buch gelesen hatte, erklärte er Dr. Moerman schriftlich:

To Dr Moerman in sincere appreciation of his great contribution to the solution of the cancer problem

Linus Pauling

»In sincere appreciation of his great contribution to the solution of the cancer problem.«

gez.: Linus Pauling

Stellungnahme von Prof. Dr. J. G. Defares

Die folgenden Punkte ragen im Lichte der wissenschaftlichen Erkenntnisse der letzten fünfzehn Jahre wie ein Pfahl aus dem Wasser:

1. Die Zellulartheorie, die davon ausgeht, daß es sich bei Krebs um eine rein lokale, von der Kondition des Organismus unabhängige, fortwährende Wucherung handelt, ist völlig veraltet, d. h. prinzipiell für unrichtig befunden.
2. Die von Dr. Moerman schon seit dreißig Jahren vertretenen Auffassungen stimmen in großen Linien völlig überein mit den neueren Erkenntnissen, die uns die Molekularbiologie, die Immunologie, die Virologie und die Biochemie vermittelt haben.
3. Dies bedeutet, daß die Krebstheorie, wie sie die Delprat-Kommission verfochten hat, von den Tatsachen überholt worden ist, und daß die Ansichten Dr. Moermans in den letzten fünfzehn Jahren vollständig bestätigt werden konnten.
4. Der »Virus-Teil« der Moerman-Theorie wird gestützt von den Auffassungen Dr. R. J. Huebners und vieler anderer neuzeitlicher Forscher. Huebner nimmt an, daß ein virusartiges Teilchen in jeder Körperzelle latent vorhanden ist, und daß durch die Repression als Folge geschwächter Abwehr das Krebsvirus seine Chance bekommt. Das ist – naturwissenschaftlich ausgedrückt – genau das, was Dr. Moerman schon dreißig Jahre lang verkündet.
5. Soweit sich Dr. Moermans Theorie auf Immunologie und Stoffwechsel bezieht, findet sie von Professor MacFarlane Burnet, Träger des Nobelpreises für Medizin, Unterstützung. Er hält Krebs für eine Folge geschwächter immunologischer Abwehr.
6. Professor G. Domagk, Träger des Nobelpreises für Medizin,

ist ein überzeugter Anhänger der immunologischen Krebstheorie.

7. Professor O. H. Warburg, Träger des Nobelpreises für Medizin, ist mit Dr. Moerman der Auffassung, daß der Gärungsprozeß bei Krebs von besonderer Bedeutung ist.

8. Professor A. Szent-Györgyi, Träger des Nobelpreises für Medizin, erklärt in seinem 1957 erschienenen Buch *Bio-energetics* die Tatsache, daß eine Umstellung der Oxydation auf Gärung zu Krebswucherungen führen kann. Diese Erklärung in quanten-mechanischen Termen ist genau das, was Dr. Moerman in qualitativen Termen zum Ausdruck gebracht hat. Dr. Moermans Krebstherapie, insbesondere in bezug auf die Verwendung von Zitronensäure, basiert auf der Überzeugung von der kausalen Rolle der Gärungsprozesse.

9. Professor Linus Pauling, Träger des Nobelpreises für Chemie sowie des Friedensnobelpreises, einer der größten Chemiker unserer Zeit, hat erst kürzlich die These aufgestellt, daß Vitamin C (seit 1940 ein fester Bestandteil der Moerman-Therapie) durch die Bildung des sogenannten Gamma-Interferons den Organismus gegen Krebs schützt.

20 Ungeahndeter Frevel

Damit ist der Beweis dafür erbracht, daß mir, abgesehen von den übrigen Gutachten und Stellungnahmen, auch fünf Nobelpreisträger recht gegeben haben. Daraus läßt sich folgern:

1. Daß Professor Julius recht hatte, als er seine Empörung in den Worten zum Ausdruck brachte: »Der Delprat-Bericht ist ein abscheuliches Beispiel für Unwissenschaftlichkeit und *Betrug*«, und riet, diesen Bericht nicht zu veröffentlichen.

2. Daß die »Landelijke Organisatie tot Bestrijding van Kanker« (Landesverband zur Krebsbekämpfung) den Bericht trotz dieser Warnung veröffentlicht hat.

3. Daß dieser Betrug an einer Sache begangen wurde, die an Bedeutung alles andere übertrifft, denn es geht dabei ja um Leben oder Tod Zehntausender von Menschen.

4. Daß Professor Prakken die gesamte Ärzteschaft des Tieflandes weitgehend betrogen hat, als er in »Nederlands Tijdschrift voor Geneeskunde« (Niederländische Zeitschrift für Medizin) vom 27. September 1958 im Beitrag *Te veel eer* (Zuviel der Ehre) folgendes schrieb: .
»Aus dem Bericht kann man eindeutig folgern: Die theoretischen Grundlagen der Moerman-Behandlung sind ungeeignet; eine günstige Wirkung auf maligne Geschwülste zeigt sich nicht ... Beim Lesen des Berichtes gewinnt man den Eindruck, daß die Kommission gewissenhaft vorgegangen ist ... Die naive und oft von unzutreffenden Gegebenheiten ausgehende Auffassung von einer ›Entgleisung des Stoffwechsels‹ als Ursache bösartiger Geschwülste und deren Behandlung mittels einer auf unbegreiflichen Überlegungen basierenden Diät sowie mit Mineralien, Vitaminen usw. kann man beim gegenwärtigen Stand der medizinischen Wissenschaft keineswegs als seriös bezeichnen. ... Es hat sich jetzt deutlich gezeigt, daß die

Moerman-Methode ohne Bedeutung für die Behandlung bösartiger Geschwülste ist.«

5. Daß ich zu Unrecht verfolgt (damit auch diffamiert) wurde, und man zudem dem integren Den Haager Gericht vorgetäuscht hat, ich habe mich einer quacksalberhaften Führung meiner ärztlichen Praxis schuldig gemacht, so daß ich zur Zahlung einer Strafe in Höhe von tausend Gulden verurteilt wurde, was

6. wiederum zur Folge hatte, daß das »Departement van Volksgezondheid« (Gesundheitsministerium) es *nicht für nötig* erachtete, die neue Anschauungsweise sowie die Moermansche Krebsbehandlungsmethode und die notwendige Ernährungsumstellung allgemein einzuführen, so daß – *auch durch Mitschuld des Delprat-Berichtes – in der Zeit von 1957–1977 schätzungsweise fünfhunderttausend Menschen* (in den Niederlanden) *an Krebs gestorben sind,* obwohl ich bewiesen hatte, daß sogar noch (von Ärzten) aufgegebene Krebskranke heilbar sind, die im Zuge der alten Anschauungsweise als zum Tode verurteilt zum Sterben nach Hause geschickt worden waren.

7. Daß ermittelt werden sollte, inwieweit man in unserem durch die Menschenrechte getragenen Rechtsstaat von einem Massensterben sprechen kann, für das Leute verantwortlich sind, denen noch nicht aufgegangen ist, welche verhängnisvollen Folgen der Hochmut der Torheit in der Medizin hatte und noch hat – sei es auch nur die, daß *jetzt mein Krebsforschungsinstitut durch (Grundstücks-)Enteignung zerstört worden ist,* so daß ich meine höchst bedeutungsvollen wissenschaftlichen Versuche nicht weiterführen kann.

Man hat nicht nur mich, sondern auch das ganze niederländische Volk völlig zu Unrecht geschmäht und verunglimpft, denn die Zeit wird lehren, daß ich mit meiner Arbeit eine Leistung von bleibendem Wert erbracht habe. Es wäre nicht nötig, daß wir auch künftig Jahr für Jahr am Massengrab von dreißigtausend Krebstoten trauern müßten. Es ist an der Zeit, die immer weiter ansteigende Krebssterblichkeitskurve zu beugen, denn durch meine neue Anschauungsweise kennen wir heute

erstens die eigentliche Ursache des Krebses,
zweitens eine Krebsprophylaxe,
drittens ein Krebsheilverfahren.

Ich kann zum Schluß nur die Hoffnung äußern, daß das Dunkel
um das Krebsproblem vor dem Licht weichen möge.

Dokumentation

»Hoffnungslose Fälle?«

Wenn Moermans Therapie auch erst spät Recht und Gerechtigkeit fand, nach Rechtfertigung mußte sie sicher nicht suchen, denn viele »unheilbar« Kranke wurden geheilt. (Die folgenden Fallstudien sind dem Buch von Cor van Groningen, *De Zaak Dokter Moerman – Reportage over een miskend Krankertherapeut* [Der Fall Dr. Moerman – Reportage über einen verkannten Krebstherapeuten] entnommen.)

Im Zonnehuis zu Vlaardingen wohnt *Leendert Brinkman.* Er ist 88 Jahre alt. Vor rund drei Jahrzehnten – im Winter 1939 – wurde in der Dr.-Nolet-Stiftung zu Schiedam sein Todesurteil ausgesprochen: Unheilbar krebskrank. Der behandelnde Facharzt hatte in der Bauchhöhle einen inoperablen Tumor gefunden. »Karzinom«, hielt er in der Krankengeschichte fest. Leendert Brinkman hat nur vierzehn Tage in der Dr. Nolet-Stiftung gelegen. Dann durfte er nach Hause. »Um zu sterben«, hatte der Doktor zu Brinkmans Frau gesagt. Man »gab« Leendert Brinkman noch drei Monate! Dann würde die mörderische Krankheit alles Leben in ihm zerstört haben. Leendert Brinkman wurde Dr. Moermans erster Patient. Der Arzt schreibt darüber in seinen Veröffentlichungen: »Der Chirurg erklärte mir, Brinkman operiert und eine Krebsgeschwulst gefunden zu haben, die in den Beckenbereich eingedrungen, stark metastasierend und folglich inoperabel gewesen sei, so daß er die Bauchdecke wieder geschlossen habe, ohne den Tumor zu entfernen. ›Wenn die Fäden gezogen sind und die Wunde verheilt ist, kann er zum Sterben nach Hause entlassen werden‹, sagte der Chirurg. Ich habe dann mit Brinkman bei ihm zu Hause gesprochen«, so Dr. Moerman. »Ich erzählte ihm alles über meine Arbeit und überließ ihm die Entscheidung, ob ich bei ihm einen Behandlungsversuch mit den Stoffen wagen sollte, von denen ich annahm, daß sie möglicherweise Aussicht auf Heilung böten.« Seine Antwort: »Herr Doktor, ich weiß, daß mein Zustand hoffnungslos ist; aber bei Gott ist nichts unmöglich. Ich bin davon überzeugt, daß Sie alles Menschenmögliche für mich tun werden; und sollte mir die Behandlung schon nicht nutzen, so diene ich Ihnen mit meinem kranken Körper doch wenigstens bei der Suche nach Mitteln und Wegen zur Lösung des Problems.«

Diese Entscheidung sollte Brinkman nicht bereuen. Etwa ein Jahr, nachdem Dr. Moerman mit seiner Behandlung begonnen hatte, konnte Brinkman schon wieder spazierengehen und kurze Zeit später sogar seine Arbeit aufnehmen. Nach einem Jahr ging er zur Kontrolle ins Schiedamer Krankenhaus. Sein Operateur – Dr. P. A. Vos – konnte den Tumor kaum noch ertasten. Er gab daraufhin Dr. Moerman folgende Erklärung ab: »Gerne bestätige ich Ihnen, daß ich Herrn L. Brinkman gesund wiedergesehen habe, nachdem ich anläßlich einer Laparatomie ein inoperables Dickdarmkarzinom festgestellt hatte. Sie teilten mir seinerzeit mit, daß die von Ihnen durchgeführte Behandlung im Zusammenhang mit Brieftaubenversuchen stehe.«

Die Delprat-Kommission vertrat 1958 die Auffassung, Brinkman habe nie Krebs gehabt, sondern eine Blinddarmentzündung, die spontan ausgeheilt sei. Der Chirurg erklärte 1959 im Rahmen eines ärztlichen Ehrengerichtsverfahrens: »Im Falle von Krebs wäre der Patient meines Erachtens innerhalb von fünf oder sechs Monaten gestorben. Ich gehe dabei von der Prämisse aus, daß Krebs unheilbar ist.« Damit distanzierte sich Dr. Vos also von seiner ursprünglichen Diagnose.

Im katholischen Altersheim St. Maarten, in der Limburger Ortschaft Born, wohnt *Frau P. van der Pot-Hoek.* Sie ist 84 Jahre alt. Bis vor fünf Jahren war sie in Den Haag ansässig. »Daß ich noch lebe«, sagte sie, »habe ich Dr. Moerman zu verdanken.« Frau van der Pot wurde 1950 in das Den Haager Krankenhaus eingewiesen, wo drei Fachärzte – unter ihnen ein Röntgenologe – konstatierten, sie sei unheilbar krebskrank. Das Leiden war so weit fortgeschritten, daß eine Operation nicht mehr in Frage kam. Die Patientin wurde einige Zeit bestrahlt. Bei ihrer Entlassung aus dem Krankenhaus, wo man nichts mehr für sie tun konnte, meinten die Ärzte zu ihrem Sohn: »Geben Sie Ihrer Mutter nur, worauf sie

Lust hat, und machen Sie ihr das Leben so angenehm wie möglich, denn sie hat höchstens noch zwei Monate zu leben.«

»Mein Mann«, erzählte Frau van der Pot, »saß Tag und Nacht bei mir. Er fand es so schrecklich. Ich war zu krank, um noch aufzustehen. Eines Tages wollte mein Mann einen Spaziergang machen. Er war lange nicht an die Luft gekommen. Eine Freundin von mir sagte: ›Gehen Sie ruhig, Herr van der Pot, ich passe schon auf Ihre Frau auf.‹ Mein Mann ging, kam aber schon nach einer Stunde zurück. Er war auf dem Haager Markt gewesen und hatte dort von Dr. Moerman in Vlaardingen gehört. Er sagte: ›Ich gehe mal zu dem Arzt; er ist unsere letzte Chance.‹ Dr. Moerman, fuhr Frau van der Pot mit Nachdruck fort, hat mir das Leben gerettet. Nach zwei Jahren konnte ich wieder meinen Haushalt versorgen. Ich war ein vollkommen neuer Mensch geworden. Er war selbst erstaunt darüber, daß es ihm gelungen war, mich mit seinen Medikamenten zu heilen. Jetzt – nach zwanzig Jahren – bin ich immer noch kerngesund, versorge meinen kleinen Haushalt und bin noch ganz gut auf den Beinen. Nachdem mich Dr. Moerman zwei Jahre behandelt hatte, war ich zur Kontrolle bei den Fachärzten im Krankenhaus. Sie wollen nicht weiter darüber sprechen und sagten nur: ›Dann war es eben kein Krebs.‹« Das war auch die Auffassung der Delprat-Kommission. Der Hausarzt von Frau van der Pot – Dr. L. J. A. Schoonheyt aus Scheveningen – ist da anderer Ansicht. In dem Prozeß, den Dr. Moerman 1958 gegen alle Mitglieder der Delprat-Kommission anstrengte, sagte er aus, die Fachärzte ebenso wie er selbst seien davon überzeugt gewesen, es mit einem bösartigen Tumor zu tun zu haben, der weitere Röntgenbestrahlungen zwecklos, ja, sogar schädlich erscheinen ließ. »Da auch eine Hormonbehandlung keinen Erfolg versprach, erschien uns der Fall buchstäblich hoffnungslos. Meiner Ansicht nach«, fuhr Dr. Schoonheyt fort, »ist es auch verfehlt, bei dieser Patientin, die von drei Fachärzten und ihrem Hausarzt als ›hoffnungsloser Fall‹ angesehen worden war, nur deshalb eine andere Krankheit in Erwägung zu ziehen, weil seinerzeit keine histologische Untersuchung durchgeführt worden war. Man hatte sie für überflüssig gehalten. Ein erfahrener Röntgenologe war ja von der Bösartigkeit der Geschwulst dieser Patientin überzeugt.« Dr. Schoonheyt blieb dei der Diagnose, die die Fachärzte und er selbst gestellt hatten: Krebs. Im Limburger Altersheim sagte Frau van der Pot zwanzig Jahre nach ihrer Heilung: »Ich wünschte, etwas für Dr. Moerman tun zu können.«

Am Pruimendijk in Hendrik Ido Ambacht wohnt der Wirtschaftsprüfer M. A. Tempelaar. Er hat einen jetzt sechzehnjährigen Sohn. Daß Simon Tempelaar heute noch lebt, schreibt der Vater Dr. Moermans Behandlung zu. »Aber«, meint er in diesem Zusammenhang etwas verstimmt, »der ganze Fall Dr. Moerman wird ja totgeschwiegen.«

Simon Tempelaar litt im Alter von acht Jahren an einer malignen krebsartigen Geschwulst in der Bauchhöhle. Der ihn behandelnde Professor hielt die Sache für hoffnungslos. Vater Tempelaar: »Der Professor sagte eines Tages zu mir: ›Ich verspreche mir da nicht mehr viel; man kann kaum noch etwas machen; soweit bekannt, sind Erkrankungen dieser Art immer ungünstig verlaufen.‹«

Daraufhin ist Tempelaar mit seinem Sohn zu Dr. Moerman gegangen. Das verschwieg er allerdings im Krankenhaus, in dem Simon behandelt worden war und auch weiterhin unter Kontrolle stand. Nach drei Jahren sagte der Professor: »Es sieht so aus, als sei die Krankheit von selbst geheilt.« Da erst gestand Vater Tempelaar, daß Dr. Moerman seinen Sohn behandelt habe. »Kein anderer Arzt hat meinem Sohn Medikamente verschrieben oder ihn sonstwie behandelt. Er kann also nur durch die Methode Dr. Moermans gesund geworden sein.« Nach dreijähriger Behandlung benötigte Simon keinerlei Medikamente mehr. Nach fünf Jahren flackerte die Krankheit wieder auf und mußte abermals medikamentös behandelt werden. Die letzten drei Jahre ist Simon Tempelaar wieder gesund und munter wie ein Fisch im Wasser.

Herr Tempelaar wollte sich nicht mit der Tatsache abfinden, daß Doktor Moerman trotz seiner Erfolge geschmäht und zum Quacksalber abgestempelt wurde. Nach der Genesung seines Sohnes machte er am 16. August 1965 beim Sozial- und Gesundheitsminister eine Eingabe, in der es u. a. heißt, es sei allerhöchste Zeit, daß man von seiner (Dr. Moermans) Chemotherapie Notiz nehme, damit die rund zwanzigtausend »hoffnungslosen Fälle« jährlich – zu denen auch der Sohn des Unterzeichnenden gehört habe – eine Chance bekommen, doch noch gesund zu werden. Diese

Chance dürfe man den Betroffenen nicht vorenthalten. Die Tatsache, daß der Sohn des Unterzeichners, bei dem man eine bösartige Geschwulst festgestellt habe, und der von dem behandelnden Professor aufgegeben, desungeachtet aber von Dr. Moerman geheilt worden sei, rechtfertige doch hinreichend den Standpunkt, daß von den vielen jetzt noch todgeweihten Krebskranken zweifellos einige tausend mit der gleichen Chemotherapie gerettet werden könnten, die bei dem Kind des Unterzeichnenden angewandt worden sei. Herr Tempelaar bat dann den Minister, Maßnahmen zur Reduzierung der unnötig hohen Sterblichkeitsquote jener Krebskranker zu ergreifen, die die Fachärzte in den Kliniken »aufgeben«, d. h. der angeblich hoffnungslosen Fälle.

Solche Maßnahmen wurden nicht ergriffen. Der Staatssekretär für Sozialfragen und Volksgesundheit, Herr Dr. A. J. H. Bartels, reagierte auf die Eingabe folgendermaßen:

»Ihrer Bitte, Maßnahmen gegen die unnötige hohe Sterblichkeitsquote – in Ihrem Sinne – zu ergreifen, kann ich nicht entsprechen. 1957 ist eine Untersuchungskommission der staatlichen Krebsbekämpfungsorganisation nach sorgfältiger Prüfung der Behandlungsmethoden des Herrn Moerman, Arzt, zu dem Ergebnis gekommen, daß Krebs und ähnliche Leiden, die auf bösartigen Wucherungen beruhen, mit seiner Behandlungsmethode nicht heilbar sind. Im Falle Ihres Sohnes müssen also – glücklicherweise – andere Faktoren mitgewirkt haben. Ich sehe nicht den mindesten Anlaß, die Entscheidung (der Kommission) zu bezweifeln und wüßte nicht, weshalb der Wert der besagten Methode noch einmal untersucht werden sollte.«

Am 19. Januar 1966 wandte sich Herr Tempelaar mit einer Bittschrift an Königin Juliane und Prinz Bernhard, in der »der Fall Dr. Moerman« und die diffamierende Entscheidung der Delprat-Kommission noch einmal ausführlich geschildert war. Dann wurde die Königin gebeten, baldmöglichst eine sachliche Überprüfung der Moermanschen Arbeitsergebnisse in die Wege zu leiten und gleichzeitig die wahren Schuldigen in dieser Angelegenheit ermitteln zu lassen, ferner was diese dazu bewog, den fragwürdigen Bericht der Kommission der Öffentlichkeit bekanntzugeben, damit nun endlich vom Gesundheitsministerium Maßnahmen zur Reduzierung der Sterblichkeitsquote ergriffen werden könnten.

Prinz Bernhard der Niederlande hat auf diese Bittschrift mit einem von seinem Sekretär geschriebenen Brief reagiert, in dem er mitteilte, über die von Dr. Moerman erzielten außergewöhnlichen Erfolge informiert zu sein. Der Prinz hatte zu diesem Zwecke mehrere persönliche Telefongespräche mit dem Vlaardinger Arzt geführt. Doch leider: Da sich die Regierung auf den Standpunkt gestellt hatte, daß mit Dr. Moermans Methode bösartige Neubildungen nicht heilbar seien, waren auch dem Prinzen die Hände gebunden. Die Tür zu Dr. Moermans Methode blieb weiterhin verschlossen. Herr Tempelaar bemüht sich nach wie vor in der »Moerman-Kommission« um eine sachliche Beurteilung der Moerman-Therapie.

In Zaltbommel wohnt *Ronald van Treffelen*. Er ist zehn Jahre alt. Für die Fachärzte des Rotterdamer Krankenhauses, in dem er vor fast zehn Jahren behandelt wurde, ist Ronald ein Wunderkind. Ein Wunderkind deshalb, weil er allen düsteren Prophezeiungen zum Trotz nicht schon bald nach der Geburt gestorben ist, sondern überlebte und von seiner tückischen Krankheit – Krebs im Bereich des rechten Unterkiefers – geheilt wurde. Ronald van Treffelen ist ein kerngesunder Junge. Mit fünf Jahren legte er seine Schwimmprüfungen ab. Er tollt herum und spielt wie seine Altersgenossen. Ronald ist das erste Kind des Ehepaars van Treffelen. Er war erst wenige Monate alt, als er wegen einer Krebsgeschwulst im Bereich des rechten Unterkiefers ins Krankenhaus kam, wo man Röntgenbestrahlungen verordnete, denn Ronald war für einen operativen Eingriff noch zu klein; das Risiko war den Ärzten zu groß. Mitte November 1961 konnte Frau van Treffelen ihr Baby wieder mit nach Hause nehmen. Die Röntgenbehandlung hatte keine Besserung bewirkt. »Ihr Kind«, sagten die Fachärzte, »wird voraussichtlich noch vor Weihnachten sterben. Dann ist alles überstanden. Wir können leider nichts mehr für den Kleinen tun.« Ronald war damals viereinhalb Monate alt. Als die schmerzerfüllte Mutter mit ihrem todgeweihten Kind heimkam, fand sie auf der Fußmatte eine Zeitung – eine Zeitung, die sie nicht abonniert hatte, und die ihr danach auch nie wieder zugestellt wurde. Darin stand ein Bericht über den »Scharlatan Moerman« in Vlaardingen. Verzweifelte Eltern eines todkranken Kindes fragen nicht lange, ob ein Arzt zu Recht oder zu Unrecht als Scharlatan bezeichnet wird. Solche Menschen schöpfen nur alle sich ihnen bietenden Möglichkeiten aus. »Quacksalber oder nicht – was konnte uns das kümmern«, sagt Frau van Treffelen. »Wir haben den Doktor noch am gleichen Abend angerufen und sind anderntags mit Ronald nach Vlaardingen gefahren.« Dr. Moerman hat den Jungen nach seiner Methode behandelt. Die Erfolge zeigten sich bereits nach einigen Monaten. Im Rotterdamer Krankenhaus, wo Ronald als unheilbar »abgeschrieben« worden war, führte man die Besserung auf eine verzögerte Strahlenwirkung zurück. »Ich habe denen im Krankenhaus dann ganz offen eingestanden, daß ich mit dem Jungen bei Dr. Moerman war«, sagte Frau von Treffelen. »Dort halten sie nun Ronald für ein Wunderkind. Ich kann seine Genesung nicht beurteilen, aber ich finde sie einfach wunderbar.«

Jacob ten Hove aus Rotterdam, 65 Jahre alt, Filialleiter i. R., hatte in seinen ersten sechs Lebensjahrzehnten keinen Arzt benötigt, denn er war immer gesund gewesen. Dann aber hatte es auf einmal angefangen – zuerst mit einer Bruchoperation, dann waren einige Herzinfarkte hinzugekommen. Kaum hatte er sich einigermaßen erholt, bekam er unerträgliche Halsschmerzen; er magerte ab, war dauernd müde, aß kaum noch und hatte alle Lebensfreude eingebüßt. 1967 kam er zur Beobachtung in ein Rotterdamer Krankenhaus. Nach fünfwöchiger Untersuchung sagte der Facharzt eines Mittwochs zu ihm: »Herr ten Hove, am Freitagmorgen operieren wir Sie; Kehlkopf und Stimmbänder müssen so schnell wie möglich entfernt werden.« »Ich habe mich geweigert«, erzählt Jacob ten Hove. »Ich habe genug gesehen. Ohne Kehlkopf und ohne Stimmbänder leben zu müssen, ist ganz entsetzlich.

Ich sagte zu dem Doktor: ›Ich mache das nicht, ich mache das ganz bestimmt nicht.‹ Da meinte er zu mir: ›Sie müssen sich aber darüber klar sein, Herr ten Hove, was Sie tun. Es ist möglich, daß Sie sich in ein paar Wochen doch operieren lassen wollen, und dann geht es nicht mehr.‹« Dieses Risiko ist Jacob ten Hove eingegangen. Donnerstags wurde er aus dem Krankenhaus entlassen. Er hatte damals noch nie etwas von Dr. Moerman gehört. Von diesem erfuhr seine Tochter erst einige Tage später; man sprach in einer Metzgerei über Dr. Moerman. Jacob ten Hove unterzog sich seiner Behandlung, erhielt aber gleichzeitig noch einige Bestrahlungen. Im Krankenhaus sagte man ihm: »Sie sind einer unter Hunderttausenden.« Daß er sich von Dr. Moerman behandeln ließ, traute er sich nicht einzugestehen. Jacob ten Hove fühlt sich kerngesund – seit Jahren schon. Er liebt das Leben. Halsbeschwerden hat er keine mehr. »Er sieht großartig aus«, heißt es von ihm im Krankenhaus.

Im Altersheim Kloosterhof zu Aalsmeer wohnt *Andries Maas*. Er ist 85 Jahre alt. Im November 1961 wurde er am Magen operiert. In den Entlassungspapieren des Krankenhauses wurde die Diagnose noch einmal bestätigt. Darin heißt es u. a., daß die Krankheit nicht auf den Magen beschränkt gewesen sei, man habe vielmehr Streuungen (Metastasenbildungen) entlang den großen Gefäßen auch sonst konstatiert. Der behandelnde Chirurg hatte ausdrücklich vermerkt: Prognose infaust. An dem voraussichtlich ungünstigen Verlauf der Krankheit ließ auch der Hausarzt keinen Zweifel. Er teilte der Familie mit, daß Andries Maas unheilbar krank sei. »Es geht mir ganz ausgezeichnet«, sagte Andries Maas etwa zehn Jahre nach Feststellung seiner angeblichen Unheilbarkeit, »mir fehlt nichts.« Nachdem die behandelnden Ärzte 1961 alle Hoffnung auf eine Besserung aufgegeben hatten, konsultierte A. Maas Dr. Moerman – mit Erfolg, wie er selbst sagt. Sein Hausarzt kann bezeugen, daß er immer noch kerngesund ist.

Die Ärzte der *Frau L. van der Meer* ließen keinen Zweifel daran, daß sie schwer krank war. Sie prognostizierten Anfang 1968, ihr Befinden werde sich sehr schnell verschlechtern. Ihrem Mann gegenüber machten sie daraus kein Geheimnis. Ärztlicher Voraussicht nach hatte die Patientin damals nur noch einige Monate zu leben.

Frau van der Meer hatte im Herbst 1967 Magenbeschwerden bekommen. Anfänglich dachte man an ein Magengeschwür und verordnete ihr eine sechswöchige Ruhekur, verbunden mit Diät – ohne Erfolg. Nach dieser Kur stellte sich keine Besserung ein, sondern eine deutliche Verschlechterung ihres Zustandes. Sie kam ins Krankenhaus, wo man eine Krebsgeschwulst feststellte. Ihr Befinden war so kritisch, daß die Ärzte ihrem Mann mitteilten, es bestehe keine Hoffnung mehr auf Besserung. Der Zustand der Patientin verschlechterte sich noch weiter.

Frau van der Meer lebt – und das rund vier Jahre, nachdem sie aus medizinischer Sicht eigentlich hätte tot sein müssen. Sie wurde von Dr. Moerman behandelt. Statt der vorausgesagten Verschlimmerung ihres Befindens war es mit ihr wieder bergauf gegangen. Im Frühjahr 1970 wurde sie von dem Vlaardinger Arzt als geheilt entlassen. Inzwischen hat sie sich jedoch wieder in seine Behandlung begeben.

Noch ein halbes Jahr leben zu dürfen – das war die trostlose Aussicht von *Frau D. M. Quist-van der Slikke* aus dem seeländischen Ort Nieuwdorp. Der Hausarzt und der Chirurg, die sie behandelten, brachten es ihr 1958 schonend bei. Die Diagnose – Krebs – stand zweifelsfrei fest. Die Krankheit war bereits so weit fortgeschritten, daß der Patientin die Brust abgenommen werden mußte; in der Achselhöhle hatten sich Metastasen gebildet. Fünf Monate nach dieser schweren Operation befristete man ihre voraussichtliche Lebenszeit noch auf ein halbes Jahr. Sie setzte sich mit Dr. Moerman in Verbindung und ließ sich von ihm behandeln. Das dauerte sechs Jahre. Frau Quist-van der Slikke fühlt sich kerngesund.

Acht Moerman-Patienten – nur einige aus der Reihe der geheilten Krebskranken, die für Dr. Moerman »lebende Beweise« für die Richtigkeit des von ihm beschrittenen Weges darstellen. Es ließen sich noch -zig andere Fälle anführen. Das »Beweismaterial« wurde nicht akzeptiert. Denn der Heilerfolg – so argumentierte man – braucht ja nicht unbedingt durch die Moerman-Methode erzielt worden zu sein. In einigen Fällen wurde die Diagnose angezweifelt, in anderen schrieb man die Heilung einem »nachträglich wirksamen Einfluß« der herkömmlichen Behandlungsmethoden zu, oder man meinte – um mit Minister Dr. Stuyt zu sprechen –, es handele sich dabei um eine »spontane Remission«. Ob es allerdings auch bei unheilbar Krebskranken so häufig zu »spontanen Remissionen« kommt (wie nach Anwendung der Moerman-Therapie), hat der Regierungsvertreter nicht verlauten lassen.

Eine ehemalige Patientin Dr. Moermans, eine Arztfrau aus Belgien, schrieb ihm folgende Zeilen: »Lieber Dr. Moerman, darf ich Sie bitten, über meinen Fall nicht öffentlich zu berichten? Es gibt in den Niederlanden doch so viele Personen, die nicht genannt werden möchten, daß es sich nicht lohnt, sie umstimmen zu wollen. Niemand ist tauber als einer, der nicht hören will.«

II

Rudolf Breuß

Krebs,
Leukämie und andere
scheinbar unheilbare Krankheiten –
mit natürlichen Mitteln heilbar

Ratschläge
zur Vorbeugung und Behandlung vieler Krankheiten.
Das ist:
Aufzeichnungen aus Tausenden von Erfahrungen
zum Wohle der ganzen Menschheit
auf Wunsch vieler geheilter Patienten und
auch auf Wunsch guter Ärzte.

Achtung!
Es wird um besondere Aufmerksamkeit für die Erklärung
zur Krebskur – total auf Seite 171 f. gebeten.

An die werten Leser und
an meine Patienten!

Infolge hohen Alters (geboren am 24. Juni 1899) kann ich über
Einzelanfragen der verschiedenen Behandlungen beim besten Wil-
len keinen Briefverkehr mehr führen, und diesbezügliche Anfragen bleiben liegen.

Auch muß ich darauf hinweisen, daß ich keine Patienten mehr
empfangen kann.

Ich ersuche deshalb alle Leser, diese Schrift gründlich und mit
Überlegung zu studieren, dann können keine Zweifel mehr beste-
hen, und Anfragen sind nicht mehr erforderlich.

Bitte haben Sie Verständnis.

Vorwort

Gesetz für einen Menschen,
dem die Kraft gegeben ist zu heilen

Im Gesetz heißt es, soviel ich weiß: »Wem die Kraft gegeben ist zu heilen, dem hat niemand auf der ganzen Welt das Recht, ihm dieses zu nehmen oder abzusprechen.« Also ist es ein Gesetz, das auf der ganzen Welt Gültigkeit hat.

Der Mensch ist so kompliziert und die Menschen so grundverschieden, daß es keinen Arzt auf der ganzen Welt gibt, der sagen könnte, er sei derjenige, der den Menschen völlig kennt und in der Diagnose unfehlbar wäre und auch unfehlbar in der Behandlung. So hat meiner Ansicht nach aber auch kein einziger Arzt das Recht, für sich in Anspruch zu nehmen, daß nur er allein helfen darf. Wenn die Ärzte jedem helfen könnten (was ja wunderbar wäre), dann glaube ich, daß kein einziger Mensch je zu einem sogenannten Kurpfuscher gehen würde. Auch Ärzte gehen zum Kurpfuscher, Heilpraktiker oder Homöopathen, wenn sie sich nicht selbst und ihnen auch kein Kollege helfen können.

Wenn ein Kurpfuscher Kranke nur des Geldes wegen behandelt, dann ist es eben ein Kurpfuscher. Wenn er es aber nur macht, um zu helfen, dann ist er eben nur – ein Helfer in der Not und, wenn er ein guter Helfer sein will, dann muß er auch ein guter Beobachter sein und immer in den Büchern studieren. Lernen kann man, soviel man will, aber allen helfen kann wohl niemand.

Ein Mechaniker hat einmal scherzhaft gesagt, er habe es viel schwerer als ein Arzt, denn er habe etwa 20 neue Modelle im Jahr und der Arzt seit Adam und Eva nur zwei! Diese zwei aber sind oft ein Rätsel und so kompliziert, daß es bis heute noch niemand gelöst hat. Denn wir sind alle nur unvollkommene Menschen.

Wer ist vollkommen? – Wer ist wie Gott?

Gutachten, Dankschreiben und Stimmen

Feld, den 1. Dezember 1971

Am 28. Juli 1964 kam ich in ein Krankenhaus wegen Verdacht auf Darmschluß. Nach gründlicher Untersuchung stellte der behandelnde Arzt Darmkrebs fest. Ich sollte operiert werden und einen künstlichen Darmausgang bekommen.

Nachdem dann meine Schwester Antonie eine Eingabe von Oben bekam, daß ich geheilt werde ohne Operation, verließ ich das Krankenhaus und ging nach Hause. Es wurde jedoch jeden Tag schlimmer und ich sah, daß es dem Ende zugeht.

Nun erfuhr meine Schwester von bekannten Pilgern, die in die Gnadenstätte nach Wigratzbad kamen, von einem Herrn, der den Krebs heile ohne Operation. Meine Schwester bat dann die Person, daß sie diesen Herr Breuß von Bludenz hierherschicke. Er kam anderntags und stellte mit Augendiagnose fest, daß ich den Krebs im absteigenden Dick- und Dünndarm habe. Ich machte auf seine Anordnung die totale Krebskur.

Am 35. Tag ging der Krebs ab. Seitdem fühle ich mich wohl, habe keinerlei Beschwerden und kann jeden Tag arbeiten.

Herzlichen Dank der lieben Mutter Gottes, durch die ich zu Herrn Breuß gekommen bin, und Herrn Breuß, durch dessen Beratung und selbstlose Hingabe ich vollkommen gesund wurde.

J. R., 7988 Wangen im Allgäu 1
(Im Februar 1980 immer noch voll arbeitsfähig.)

Wangen, den 7. Februar 1973

Ich hatte am 19. September 1972 an der rechten Brustseite einen großen harten Knoten festgestellt. Mein Hausarzt überwies mich sofort zur Operation ins Krankenhaus. Da ich aber von der Krebssaftkur nach dem Rezept von Herrn Breuß, wußte, weigerte ich mich vor dem geplanten Eingriff und machte dieselbe. Nach 3

Wochen Saftkur hatte sich der Knoten schon verändert und nach Ablauf der 6-wöchigen Kur war von dem Knoten überhaupt nichts mehr zu spüren. Mein Hausarzt staunte über den Erfolg und erklärte mir, daß es bei dieser Größe eine Totaloperation gewesen wäre.

Ich bin sehr glücklich, daß ich dank meines Kurerfolges mit meinen 40 Jahren nicht schon als deprimierter Mensch weiterleben muß.

Herrn Breuß, der mit seiner Saftkur schon vielen Menschen geholfen hat, und nicht zuletzt unserem Herrgott sei von Herzen gedankt. Ich kann nur wünschen, daß Herr Breuß mir und vielen anderen Patienten noch recht lange mit Rat beistehen kann.

Frau G. S., 7988 Wangen im Allgäu
(Im Februar 1980, noch alles in bester Ordnung.)

Ich war Weihnachten 1964 erkrankt an Leukämie, Gelenk- und Herzmuskelentzündung und wurde ins Krankenhaus eingeliefert und konnte keine Besserung feststellen, bis mein Mann Herrn Breuß ins Krankenhaus brachte. Schon auf dem Weg von Wigratz- bad nach Ravensburg hatte Herr Breuß gesagt, bis in 3 Tagen werde Besserung eintreten und nach 6 Tagen kann sie nach Hause gehen. Ich nahm den Tee und Saft und eine Besserung zeigte sich schnell. Nach etwa 6 Tagen wurde ich vom Krankenhaus ent- lassen.

Bin somit Herrn Breuß für seine Bemühungen sehr dankbar.

Frau Pia H., 7989 Argenbühl

Bludenz, den 20. Januar 1973
Vor 23 Jahren hätte ich wegen Brustkrebs operiert werden sollen. Da aber meine Mutter gleich nach einer Brustkrebsoperation gestorben ist, konnte ich mich zu einer Operation nie entschlie- ßen, obwohl es von Jahr zu Jahr immer schlimmer wurde.

Fünf Jahre später kam dann für mich das große Glück, daß Herr Breuß bei uns dienstlich zu tun hatte, und da ich wußte, daß er von Heilkunde etwas verstand und ein guter Diagnostiker war, zeigte ich ihm die linke Hand und fragte ihn: Bin ich gesund oder krank? Als er mir dann sagte, daß es bei mir in der rechten Brust nicht stimme, war ich über seine Antwort sehr erstaunt. Da aber Herr Breuß mit der Sprache nicht ganz heraus kam und ihm das Blut in den Kopf stieg, weil er glaubte, zuviel gesagt zu haben. Ich sagte dann zu ihm, daß er es ruhig sagen könne, denn ich wußte ja, daß ich Brustkrebs hatte und fragte ihn, ob er mir nicht helfen könnte. Herr Breuß meinte dann, ja, wenn ich mich nicht operieren lassen wolle und wisse, was ich habe, dann hätte er vielleicht schon ein Mittel und sagte, daß er schon vor zehn Jahren eine Saftmischung gegen Krebserkrankungen zusammengestellt habe, aber bis heute es noch nicht gewagt habe, jemanden zu sagen, wenn dasjenige krebskrank war. Aber, wenn ich ja wisse, was mit mir los sei, so würde er mir empfehlen, die Saftkur zu machen, obwohl er meinte, daß seine Saftkur nur gegen Magenkrebs gedacht sei. Herr Breuß bemerkte noch dazu, daß ich aber die erste wäre, die seine Saftkur machen würde und er wisse noch nicht, ob man das aushalten werde, 42 Tage zu leben, ohne neben den Säften etwas zu essen.

Fest entschlossen fing ich am nächsten Tag mit der von ihm zusammengestellten Saftkur an. Da es aber damals noch keinen Entsafter gab, war es nicht ganz einfach. Die Früchte mußten mit einem Reibeisen gerieben werden und ausdrücken mußte man sie mit einem Tuch oder einer Kartoffelpresse.

Ich war dann sehr angenehm überrascht, denn während dieser Saftkur fühlte ich mich sehr wohl, obwohl ich während dieser Zeit einige Kilo an Gewicht abgenommen habe. Nach 42 Tagen war die Krebsgeschwulst verschwunden und bis heute gab es keinen Rückfall und fühle mich wohl.

Danke Ihnen nun, Herr Breuß, heute noch von ganzem Herzen für den guten Rat, den Sie mir damals gaben und freut mich sehr, daß ich die erste sein durfte, durch Ihre Saftkur geheilt zu werden.

Ihre Krebskur-total kann ich nur allen Krebskranken, die nicht mehr operierbar sind, bestens empfehlen.

In Dankbarkeit   Maria Nesensohn, Reformhaus
                                 Kirchgasse 12, 6700 Bludenz

Bludenz, den 20. Januar 1973

Einige Jahre, nachdem ich durch ihre »Krebskur-total« von Brust-krebs geheilt wurde, bekam ich plötzlich sehr große Kopfschmer-zen und glaubte, ich hätte einen Gehirntumor. Ich war dann ganz verzweifelt und bat Sie, Herr Breuß, um eine Augendiagnose. Sie stellten dann zu meinem Troste fest, daß ich keinen Tumor habe, sondern es sei ein Nerv zwischen dem dritten und vierten Halswir-bel eingeklemmt und schickten mich zu einem Chiropraktiker nach Zürich. Wir, mein Mann und ich, gaben dem Arzt Ihre Feststellung bekannt und er machte daraufhin eine Röntgenauf-nahme. Nach der Aufnahme sagte er, daß es genau stimme und fragte, was für ein Arzt in Bludenz eine so genaue Diagnose gestellt habe, denn das wäre in seiner Praxis noch nie vorgekom-men. Wir sagten dann zu ihm, daß dieser gute Diagnostiker ein Elektromonteur sei, aber sich daneben mit ganzem Herzen für die Heilkunde interessiere und glücklich sei, wenn er kranken Men-schen helfen könne. Dieser Arzt meinte dann, alle Achtung vor diesem Mann.

Nach einigen Behandlungen bei diesem Chiropraktiker in Zü-rich waren meine Kopfschmerzen weg.

Bin Ihnen, Herr Breuß, jetzt noch sehr dankbar für Ihre Dia-gnose und den guten Rat, den Sie mir wieder in selbstloser Weise gaben.

Ihre dankbare   Maria Nesensohn, Reformhaus
                                 Kirchgasse 12, 6700 Bludenz
(Frau Nesensohn ist im Juni 1980 noch voll im Einsatz in ihrem Geschäft.)

Bludenz, 20. Februar 1975

Meine Mutter, Frau Sofie Wachter, Bludenz, ist am 6. Jänner 1963 sehr schwer erkrankt, so daß wir 3 Ärzte zu Rate ziehen mußten. Sie hat 5 Wochen lang alles erbrochen, was sie zu sich nahm und das war sehr wenig, nur Tee und Zwieback. Das Erbrochene war hauptsächlich mit Blut vermischt. Die Ärzte vermuteten Krebs, haben aber noch einen Bauchspeicheldrüsen-Abszeß in Erwägung gezogen. Da meine Mutter in einem derart schlechten Zustand war, daß sie nicht mehr zu einer Röntgenaufnahme transportiert werden konnte, so blieb es deshalb bei diesen zwei Vermutungen, den Anzeichen nach zu schließen. Auf jeden Fall war meine Mutter von den Ärzten aufgegeben, da beide Erkrankungen tödlichen Ausgang hätten, wie die Ärzte sagten. In letzter Not habe ich mich an Herrn Breuß aus Bludenz gewendet, der mir die Saftkur anriet (rote Rüben, Karotten und etwas Sellerie), die wir auch genau nach Anweisung von Herrn Breuß durchführten. Wir merkten schon nach einer Woche eine kleine Besserung, vor allem das Erbrechen ließ nach, hörte langsam auf und man spürte, daß es aufwärts ging. Nach vier Monaten war meine Mutter zum Staunen der Ärzte geheilt.

Wir machen seither jedes Jahr die Saftkur mit meiner Mutter und sie ist nach dieser Kur immer großartig erholt, vor allem das Herz. Meine Mutter lebt heute noch und ist im 88. Lebensjahr. Wir möchten Herrn Breuß auf diesem Wege nochmals danken.

K. L., Bludenz, Vorarlberg
(Frau Wachter kommt heute, mit 88 Jahren, noch ihrer täglichen Hausarbeit nach.)

Meine Krankengeschichte hatte keinen besonderen Charakter. Mir erging es wie vielen kranken Menschen.

Ein Leber- und Bauchspeicheldrüsenleiden plagte mich schon jahrelang, ohne jemals eine wesentliche Besserung zu verspüren, trotz verschiedener Ärztekonsultationen. Ich mußte streng Diät halten und mich auf ein Arsenal von Medikamenten stützen, um den Auswirkungen dieser Krankheit überhaupt standzuhalten, wenn auch nur noch in geringem Maße.

Später kam noch ein Nierenleiden hinzu. Ich war, um es kurz zu schildern, gesundheitlich auf dem Nullpunkt angelangt.

Eines Tages erfuhr ich durch einen Bekannten die Adresse von Herrn Breuß, der mir bestens empfohlen wurde. Da ich mir ebenfalls eine Hilfe versprach, fuhr ich kurzerhand nach Thüringerberg zu Herrn Breuß.

Er stellte, ohne meine Krankheitsgeschichte zu kennen, fast dieselbe Diagnose, die ich schon wiederholt von verschiedenen Ärzten hörte. Herr Breuß ordnete mir eine sechswöchige Saftkur an, die ich strikt einhielt. Diese Zeit war verhältnismäßig unbequem, doch sie hatte sich letzten Endes gelohnt, denn der Erfolg blieb nicht aus!

Ich fühle mich heute wohl, wie schon lange nicht mehr, kann wieder alles essen und spüre nicht die geringsten Anzeichen meines früheren Leidens.

Ich kann die Kur nur weiterempfehlen, denn sie hat aus mir wieder einen lebensfrohen Menschen gemacht.

Hochachtungsvoll   X. H., 7992 Tettnang, im Jahre 1974

Im Mai 1971 wurde ich an der Unterlippe operiert. Nach dem Gutachten einer Universität wurde einwandfrei Krebs festgestellt. Darauf wurde ich 25mal bestrahlt.

1973 fing es wieder von neuem an. Bestrahlungen konnten laut Ärzten nicht mehr helfen. Im Frühjahr 1974 wurde ich wiederum in eine Klinik überwiesen. Dort sollte eine totale Operation vorgenommen werden mit Plastik-Verpflanzung und es gäbe in Zeitabständen von einem Jahr 5 Operationen. Zudem muß ich noch sagen, daß ich an den Drüsen und im Hals schon 3 Knoten hatte, wo 100% Krebs war.

Am 29. Januar 1974 um 10 Uhr sollte die 1. Operation vorgenommen werden. Um ½8 Uhr ließ ich den Herrn Professor wissen, daß ich mich zu einer solchen Operation, wo ich noch zugleich ein Jahr hätte müssen in der Klinik bleiben, nicht entschließen kann. Er hat mich dann auf meine Verantwortung mit großer Enttäuschung über meinen Entschluß entlassen. Als ich nach Hause kam, fuhr ich zusammen mit meiner Frau nach Bludenz zu Herrn Breuß, der mir seine Krebskur-total zu machen riet. Ich begann mit der Kur gleich in den nächsten Tagen.

Während der Kur habe ich mich sehr wohl gefühlt. Nach 4 Wochen sah man schon den ersten Erfolg. Nach der 5. Woche war meine Lippe heil und meine Knoten waren auch weg. Eine Woche nach der Kur fing ich wieder an zu arbeiten, und es war mir noch nie so wohl wie damals, das bis heute noch anhält.

Dadurch bin ich Herrn Breuß zu großem Dank verpflichtet. Mit dankbarer Hochachtung

Peter Seehuber, Isny/Allgäu

Neukirch, den 7. Dezember 1972
Herr Rudolf Breuß hat mich vom Kehlkopfkrebs geheilt, wofür
ich ihm nicht genug danken kann.

Ich war lange Zeit von starker Heiserkeit befallen und habe
mich deshalb zu einem Facharzt für Halskrankheiten begeben.
Das Ergebnis der Untersuchung war »Kehlkopfkrebs« und der
Arzt riet mir zu einer sofortigen Operation. Ich wurde nochmals
eingehendst untersucht und es wurde mir daraufhin klargemacht,
daß der ganze Kehlkopf entfernt werden muß. Zu einer solchen
Operation konnte ich mich nicht entschließen und kehrte unge-
heilt nach Hause zurück.

Im Gespräch mit einer Nachbarin hörte ich von einem Mann,
der durch Herrn Breuß geheilt wurde. Ich besuchte den Betreffenden, der über seine Heilung sehr glücklich war, und bekam von
ihm die Adresse von Herrn Breuß. Ich begab mich persönlich zu
ihm und bekam eine Säftekur verordnet. Seit Beendigung dieser
Kur fühle ich mich wieder gesund, habe guten Appetit und bin
wieder voll leistungsfähig, trotz dem Alter von 72 Jahren.

Mit nochmaligem Dank für Ihr Bemühen und den dadurch
erreichten gesundheitlichen Erfolg schließe ich mit den besten
Grüßen

Ihr J. St., 7991 Neukirch

23. Januar 1973
Am 12. Februar 1970 wurde ich von meinem Hausarzt in eine
Universitätsklinik überwiesen. Ich wurde dort längere Zeit untersucht und sie fanden durch röntgen heraus, daß sich an der linken
Niere ein Tumor gebildet hatte. Man machte mir eine Nierenspie-
gelung, um bei der Operation sicher zu gehen, wo sich der Tumor
befindet. Am 3. März 1970 wurde ich dann in die Urologische
Klinik überwiesen zur Operation. Am 5. März 1970 wurde ich
operiert mit dem Ergebnis, daß die Niere mit einem großen
Tumor entfernt wurde, welcher sich nach der Untersuchung als
bösartig herausstellte (Krebs).

Am 17. März 1970 wurde ich nach Hause entlassen. Mein Mann
wurde noch zum Professor gerufen, um den Krankheitszustand
von mir zu erfahren, mit dem Hinweis, daß ich höchstens noch ein

Jahr zu leben hätte. Ich wurde zu Hause vom Hausarzt und Röntgenarzt weiterbehandelt, indem ich 43 Bestrahlungen nehmen mußte und alle 3 Monate zur Röntgenuntersuchung ging.

Am 9. September 1971 mußte ich abermals das Krankenhaus aufsuchen. Nachdem der Röntgenarzt an dem linken Lungenflügel wieder ein Tumor sah, welcher mir wieder durch eine Operation entfernt wurde, indem der linke Lungenlappen weggenommen wurde. Am 8. Oktober wurde ich wieder vom Krankenhaus entlassen, mußte aber immer unter ärztlicher Kontrolle bleiben. Im Mai 1972 hat der Röntgenarzt abermals laut Röntgenbild festgestellt, daß sich diesesmal am rechten Lungenflügel wieder ein Tumor gebildet hat. Der Röntgenarzt und mein Hausarzt haben mir abermals zur Operation geraten, aber ich habe sie verweigert.

Durch einen göttlichen Zufall bekam ich die Adresse, wo ein Mann den Krebs heilen könne. Sofort fuhr ich zu Herrn Breuß nach Thüringerberg (Österreich). Herr Breuß bestätigte mir den Krebs. Er machte mir aber wieder große Hoffnung, indem er mir sagte, daß ich in 42 Tagen geheilt wäre. Ich machte seine totale Krebskur. Da ich aber immer unter ärztlicher Kontrolle stand von meinem Hausarzt und Röntgenarzt. Nach 4 Wochen Kur von Herrn Breuß mußte ich wieder zum Röntgenarzt, welcher feststellen mußte, daß der Tumor zurück ging bis zu einer Größe von einem Reiskorn. Als ich meine Kur beendet hatte, nach nochmaligen 4 Wochen, mußte ich wieder zum Röntgen, dann war nur noch eine Narbe zu sehen. Dies alles ärztlich festgestellt.

Ich kann Herrn Breuß nicht genügend danken, da er mich von meiner schweren Krankheit geheilt hat. Ich bin überzeugt, wenn ich früher von Herrn Breuß gewußt hätte, wären mir meine Operationen erspart geblieben.

Nochmals herzlichen Dank.   M. H., 7990 Friedrichshafen (Auch diese Frau fühlt sich heute, 1980, noch sehr wohl.)

Nüziders, am 20. Mai 1974

Im Jahre 1938 hatte ich am linken Arm eine böse Blutvergiftung. Er war sehr stark geschwollen und blau, rot und grün verfärbt. Ich mußte zum Arzt, der sah den Arm an und sagte, es sei zu spät, er könne da nichts mehr machen, ich sei rettungslos verloren.

Herr Rudolf Breuß bot mir spontan seine Hilfe an. Er hat mir auch geholfen, es war wie ein Wunder. Kurze Zeit später konnte ich schon ins Schwimmbad gehen. Ich bin Herrn Breuß sehr dankbar, er hat mir mein Leben gerettet.

Emil Siess, 6714 Nüziders, Tänzerweg 8

Friedrichshafen, den 1. September 1974

Ich hatte jahrelang Rückenschmerzen (Bandscheibenschaden). Am 30. Juni 1974 war Herr Rudolf Breuß bei uns und richtete mir das Kreuz schmerzlos ein. Nach dem Einrichten hatte ich keine Schmerzen mehr und bis heute nach zwei Monaten immer noch keinerlei Beschwerden.

Ich bin Herrn Breuß sehr dankbar dafür und kann diese schmerzlose, harmlose und gefahrlose Behandlung jedem weiterempfehlen.

E. N., Friedrichshafen

Feldkirch, den 16. Oktober 1974

Sehr geehrter Herr Breuß!

Wie Sie ja noch in Erinnerung haben werden, war ich am 18. 11. 1972 bei Ihnen und unterzog mich einer Behandlung wegen meines Bandscheibenschadens.

Ich darf Ihnen heute mitteilen, daß Sie mir damals in geradezu unwahrscheinlicher Weise helfen konnten. Ich bin, wie Sie wissen, ein begeisterter Schifahrer, und gerade bei dieser Sportausübung hatte ich Schwierigkeiten. Sie sind bis heute – und das 2 Jahre nach Ihrer Behandlung – nicht wieder aufgetreten. Ich darf Ihnen auch sagen, daß eine sofortige Besserung eingetreten ist.

Noch eine Erklärung zu meinem langen Schweigen. Ich war gegenüber Ihrer (übrigens auch gegenüber anderen) Behandlungsart(en) von vornherein skeptisch eingestellt. Ein Urteil wollte ich erst abgeben, wenn tatsächlich ein Erfolg da ist.

Die zwei Jahre ohne jegliche Kreuzschmerzen haben mich eines Besseren belehrt.

Ich danke Ihnen daher aufrichtig für Ihr Bemühen und verbleibe
mit den besten Grüßen
Ihr dankbarer A. Bildstein   Albert Bildstein
                              Professor
                              Bundesgymnasium Feldkirch

Wangen im Allgäu, den 30.4.1975
Nach Operationen in den Jahren 1962 und 1966 sowie anschließend einer achtwöchigen Bestrahlungstherapie mit Einflößung
von flüssigem radioaktivem Gold unter die Bauchdecke verschlechterte sich mein Allgemeinzustand bis zum Sommer 1967
zusehends. Ein Bluttest ergab eine weitere wesentliche Verseu-
chung mit Krebszellen. Immer mehr spürte ich, wie es mit mir
abwärts ging. Ich hörte von einigen Fällen, in denen mit einer
Saftkur Besserungen dieser schweren Krankheit eingetreten seien.

Daraufhin besuchte ich Herrn Breuß, der mir nach Augendiagnose zu seiner Saftkur riet, die ich sofort konsequent durchführte. Da ich viel ruhen konnte und in waldreicher Umgebung viel an
frischer Luft war, bewältigte ich diese Hungerwochen ohne besonders große Schwierigkeiten. Nur die letzten fünf Tage mußte
ich zusätzlich 2 × täglich je ½ Tasse Schleimsuppe zu mir nehmen.

Ich selbst bin fest der Ansicht, daß durch die Saftkur mein Blut
erneuert und dadurch die Krankheit überwunden wurde. Meine
immer noch bestehenden Schmerzen führe ich auf Strahlenschä-
den, Verwachsungen sowie die Ursachen des radioaktiven Goldes
zurück.

Während dieser Saftkur verfärbte sich meine Zunge ganz
schwarz. Um jedoch die seitherige Saftkur nicht zum Stillstand
bringen zu müssen, kamen wir mit Herrn Breuß überein, mit der
Inanspruchnahme eines Arztes noch kurze Zeit abzuwarten, ob
durch Bibernellwurzelntee ein Stillstand zu erreichen sei. Tatsächlich trat dieser Stillstand und sogar nach ca. 3 Wochen eine
vollkommene Besserung ein.

Der Richtigkeit halber muß ich aber erwähnen, daß mir jemand
bekannt ist, bei dem diese Saftkur keinen Erfolg hatte. Hier riet
Herr Breuß aber schon vorher zur Operation. Herr Breuß be-

merkte auch öfters, daß es ab und zu Fälle gebe, in welchen die Saftkur keinen Erfolg trage.

T. S., 7988 Wangen im Allgäu
(Auch diese ehemalige Patientin fühlt sich außer den Strahlungsbeschwerden, die hauptsächlich bei Witterungsumschwung auftreten, heute, im Jahre 1980, wohlauf.)

Götzis, 18.8.1975
Vor 25 Jahren wurde bei mir ärztlich Magen- und Darmkrebs festgestellt. Ich sollte operiert werden, konnte mich aber nicht zu einer Operation entschließen. Dann kam ich zufällig mit einem Herrn aus Bludenz, Rudolf Breuß, ins Gespräch, der bei einem anderen Krebskranken in Götzis war. Herr Breuß gab mir dann seine »Krebskur-total« an und ich entschloß mich sofort, diese Saftkur mit Herrn Josef Fend, der Magenkrebs hatte, zu machen. Nach 42 Tagen ging der Krebs im Stuhl weg, genau wie bei Herrn Josef Fend, am selben Tag. Nach der Kur wurde bei der Röntgenaufnahme nichts mehr gefunden. Bis heute habe ich keine Beschwerden mehr. Ich hatte während der Kur ca. 15 kg verloren. Ich war die 3. Person, die diese Krebskur von Herrn Breuß gemacht hatte und kann diese Kur jedem empfehlen. Ihnen, Herr Breuß, kann ich nicht genug danken.

Die Kur war damals nicht einfach, weil es zu dieser Zeit noch keine Entsafter gab – aber diese Mühe und Geduld hat sich gelohnt.

Olga Marte, 6840 Götzis
(Frau Marte geht es auch jetzt, 1980, noch ausgezeichnet.)

Kuchl, den 19.11.1979
Sehr geehrter Herr Breuß!
Wegen Brustdrüsenverhärtungen und Krebsverdachtes wurde mir im August eine Totaloperation der Brüste vorgeschlagen. Ich machte viele Auflagen nach Rat von Hans Neuner mit zusätzlichen Tropfen und Tee. Der Zustand verbesserte sich zwar, bis plötzlich eine große Drüse in der Achselhöhle hervortrat. Die Operation schien nun unabwendbar.

Wie durch ein Wunder stieß ich auf Ihr Buch. Ich entschloß mich sofort für Ihre »Krebskur-total« trotz meines starken Untergewichtes (45 kg statt 55 kg).

Nun habe ich bereits 38 Tage ohne Haferschleimsuppe geschafft und hoffe, die restlichen 4 Tage noch gut zu überstehen. Die Knoten haben sich schon weitgehend zurückgebildet, die Drüse in der Achselhöhle hat sich aufgelöst!

Ich danke Gott für dieses Wunder!

Ihnen aber möchte ich aufrichtig danken, daß Sie Ihr Wissen und Ihre Erfahrung weitergeben, was Sie in jahrzehntelanger mühevoller Arbeit entdeckten und erforschten.

Ihr Buch habe ich im Bekanntenkreis verbreitet, um möglich viele mit Ihrer Kur bekannt zu machen.

Ein herzliches Vergelt's Gott!

Mögen Sie noch lange gesund bleiben, um vielen zu helfen, aber auch um die weltweite Anerkennung Ihrer großartigen Entdeckung erleben zu können!

Herzlich grüßt Sie in Dankbarkeit   Ihre H. G.

Abs.: A 5431 Kuchl/Salzburg

6.3.1980

Das Wunderkind aus Bludenz heißt Herr Breuß.

Möchte mich vorerst tausendmal bedanken für Ihr großes Können, denn kein Arzt hätte mein Lupus heilen können. War 27 Jahre jung, bekam ich ein Attest von Dr. Niedermair aus Linz, da stand unheilbar und fuhr zum Zeileis nach Gallspach, der sagt:

Ich kann es eindämmen, aber nicht heilen, und machte 12mal die Kur. Und jetzt erwachte mit 66 Jahren ein neuer Herrgott, der mich mit dem Saft und Tee vollkommen gesund gemacht hat. Herr Breuß, ich könnte Sie abbusseln.

Meine Kur, 6 Wochen, war im Dezember aus, und ich hatte mit Absicht noch mit dem Schreiben gewartet, ob vielleicht eine Nebenerscheinung auftreten könnte, aber ich fühlte mich während der Kur phantastisch, und als Dank bleibe ich dem Saft treu, täglich ¼ ltr.

Möchte daher jedermann empfehlen, dasselbe machen wie ich und die tausend andern.

Ansonst heißt es, leb oder stirb. Wünsche nur, daß Sie Herr Breuß für Ihre Heilmethode noch viele Jahre gesund und wohlauf erleben können.

Mit bester Hochachtung   R. D., A 4020 Linz/D.

Im Herbst 1966 habe ich nach Krebs-Diagnose mit bestem Erfolg die »totale Krebskur« gemacht.

Gesundheitszustand jetzt: Bis heute keine Beschwerden mehr (1979).

Nach Beendigung der Kur war mein Befinden wie »neu geboren«.

Außerdem hatte ich einen jahrelangen Bandscheibenschaden, so daß ich mich kaum bücken konnte. Mit einer einzigen Behandlung von Herrn Breuß war dieser geheilt und ich habe ebenfalls bis heute keine Beschwerden mehr.

Ich kann Herrn Breuß dafür nicht genug danken.

P. H., Wangen im Allgäu, 11.10.1979

A 3340 Waidhofen a./d. Ybbs

Mit Diagnose Brustkrebs habe ich die Total-Krebs-Kur gemacht am 25.10.1977.

Das Resultat war sehr gut.

Mein Gesundheitszustand ist jetzt, am 12.3.1980, ebenfalls sehr gut.

Bemerkungen: keine.   12.3.1980 Z. H.

CH-8580 Amriswil/Schweiz

Mit Diagnose Brustkrebs (rechts) habe ich die Total-Krebs-Kur gemacht im Juli–August 1977.

Resultat: Rückbildung der verhärteten Stelle.

Mein Gesundheitszustand ist jetzt überaus zufriedenstellend.

Bemerkungen: Erstaunliche Blutbildverbesserung (Formation und Struktur der roten Blutkörperchen) während der »Krebskurtotal« nach Breuß.

H. S., im Herbst 1977

vor der Breuß-Kur

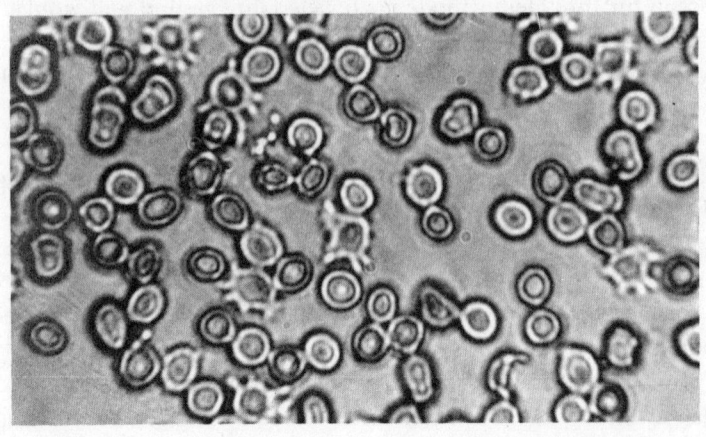

Das Blutbild des krebskranken Patienten H.S. (Siehe Brief Seite 151 unten) im Juli 1977 vor der Krebskur – total nach Rudolf Breuß.

nach der Breuß-Kur

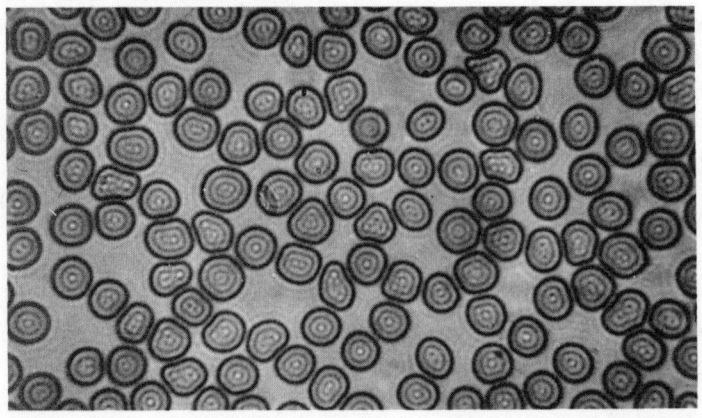

Die in Formation und Struktur deutlich sichtbare Veränderung der roten Blutkörperchen nach der Krebskur – total im August 1977. (Beide Aufnahmen lagen dem Dankschreiben an Rudolf Breuß bei.)

In einer Zeitschrift schreibt Herr Dr. med. F. B., Berchtesgaden:

Die modifizierte Fastenkur gegen Krebs
nach Breuß

Nach der Medizin greifst Du und gehst dem Fasten aus dem Wege,
als ob es ein besseres Heilmittel geben könnte!
Der heilige Ambrosius, 245 n. Chr.

»Auf keinem anderen Wege werden wir den Krebs überwinden, es
sei denn, daß die chemische Industrie ganz schwere Mittel erfin-
den würde, die ähnlich wie bei der Tuberkulose-Therapie chemisch alles niederschlagen würden, dafür aber einen Körper schaffen, der noch anfälliger wird als der jetzige. Das wäre der Weg der
reinen chemisch-pharmazeutischen Behandlung, der zwar zur
Überwindung des augenblicklichen Zustands führen könnte, ähnlich der Symptombehandlung, der aber so schwere Folgen hinter-
lassen würde für die Zukunft, daß wir damit nicht einer gesünde-
ren, sondern einer noch kränkeren Menschheit entgegengehen
würden. Man sollte deshalb alle die Versuche sorgfältig prüfen, die
das Wagnis unternehmen, das Krebsgeschehen von der natürlichen
und nicht von der chemischen Behandlung her zu überwinden.
Einen solchen Versuch hat der österreichische Heilpraktiker,
ich möchte lieber sagen ›erfahrene Naturheilkundige‹ Rudolf
Breuß in Bludenz in Vorarlberg unternommen. Breuß befindet
sich im 82. Lebensjahr, genau wie ich, und verfügt, soweit ich
mich informiert habe, über eine große Erfahrung auf dem Sektor
der Volksmedizin. Aus diesem Grunde ist er wohl auch auf die
von ihm herausgestellte neuartige Form der Fastenkur gekommen.
Fasten, und das dürfte für mich eine feststehende Tatsache sein, ist
und bleibt nun einmal die wertvollste Behandlungsart, Krankheiten zu überwinden. Meine Erfahrungen an Hunderten von Fastenkuren haben mir immer wieder bewiesen, daß es nichts Tiefgrei-
fenderes und Heilenderes gibt, als die freiwillige Enthaltung der
Nahrung und das Wirkenlassen der inneren Heilkraft, die jeder
Mensch in sich hat. Nur allzuwenig ist diese Kraft von den
Menschen, vor allem von den Kranken gewürdigt, sie kennen sie

153

nicht, sie übersehen das Wertvollste, was ihnen der Schöpfer in ihren Körper hineingelegt hat. Lediglich einige wenige erleuchtete Männer haben diese Kraft erkannt und versucht, sie ihren Mitmenschen nahezubringen. Da man dafür geistig reif sein muß, hat das Gros der Menschheit die mahnenden Worte dieser Großen nicht verstanden. Wer sie bei den Kranken wirken sah während der Fastenkur, der kann nicht umhin, ihre Existenz anzuerkennen und sie zu fördern.

Breuß war einer der wenigen Naturheilkundigen, der dieser Kraft vertraute und die Fastenkur, wie sie von Dr. Otto Buchinger sen. uns in den dreißiger Jahren gelehrt wurde, im weitgehendsten Sinne zu verbessern und sie unserer heutigen Zivilisation anzupassen versuchte. Wir begehen heute insofern einen Fehler, als wir uns immer noch zu sehr an die seinerzeitigen Angaben von Buchinger und auch von Waerland klammern, Säfte geben und die Kur nicht mit den entsprechenden Kräutern kombinieren, ferner die Fastenkuren beim Krebs viel zu kurz ansetzen. Hier hat Breuß ganz neue Gedankengänge in die Fastenkur beim Krebs hineingebracht. Dr. Otto Buchinger sen. sah ja immer in dem Krebs eine Gegenindikation gegen das Fasten. Auch heute noch lehnen die meisten Fastensanatorien Fastenkuren bei Krebs ab. Man kann es Herrn Breuß nicht hoch genug anrechnen, daß er einmal den Versuch gemacht hat, den Krebskranken, sofern es noch möglich ist, 42 Tage laufend fasten zu lassen. Im allgemeinen machen ja die Fastensanatorien nur Kuren von höchstens 21 Tagen. Mein verstorbener Kollege Dr. Röhling in Mittenwald war einer der ganz wenigen Ärzte, die sich trauten, bis zu 70 Tagen fasten zu lassen. Meist steht dieser langen Zeit die kurzfristige Kur im Wege, welche die Kranken meist absolvieren wollen und zwar, weil sie keine Ahnung haben, wie lange der Körper zur Überwindung eines schweren Krankheitsbildes benötigt. Wer dies wissen will, der muß sich mit dem Phasenschema von Dr. Reckweg befassen, dort wird er erkennen lernen, wohin die Krankheiten gehören und wie lange man braucht, sie zu überwinden.

Zwar erscheinen mir manche Angaben von Breuß in seiner kleinen Schrift *Ratschläge zur Vorbeugung und Behandlung vieler Krankheiten – Krebs und Leukämie und andere scheinbar unheilbare Krankheiten mit natürlichen Mitteln heilbar* sehr optimistisch, insbesondere die Leukämiebehandlung. Trotzdem würde ich als Mediziner den angegebenen Weg niemals ablehnen und immer noch lieber gehen als die von der Hochschulmedizin noch immer geübte Behandlung, wie sie nun schon seit Jahrzehnten besteht, mit Stahl und Strahl. Issels, der damals so sehr gegen diese Behandlung kämpfte, hat sein Gesicht verloren, von ihm spricht heute kaum noch jemand. Selbst die Presse, die ihn einst in den Himmel hob, hat ihn lediglich noch einmal erwähnt, als er mit seinem Sportwagen in Oberbayern verunglückte. Sicher hat auch er einigen Kranken geholfen, aber eine entscheidende Wende in der ganzen Krebsbehandlung haben er und auch Prof. Zabel mit der speziellen Focus-Sanierung nicht erreicht.

Weit natürlicher und intensiver der Weg, den Breuß geht in seinem Gedankengang ›Die Krebsgeschwulst muß während der Fastenkur vom Körper selbst aufgezehrt werden‹. Wer mit dem Fasten Bescheid weiß, dem leuchtet dies ein, denn beim Fasten scheidet der Körper all das aus, was nicht in den Körper hineingehört und er trennt in der Tat alles Krankhafte vom Gesunden, solange noch der Körper über die körperlichen Kraftreserven verfügt und der Kranke den starken Glauben an die in ihm vorhandene göttliche Heilkraft besitzt. Gerade auf den letzten Punkt kommt es in der Hauptsache an, und das konnte bisher nur in den Anstalten berücksichtigt werden, z.B. in Anstalten, wie sie einst der verstorbene Pfarrer Kaiser in Volkerthausen hatte. Wer die seelisch-geistige Seite beim Fasten übersieht, der wird nicht weit kommen. So nimmt es auch nicht wunder, daß auch Breuß ein von Schwestern geleitetes Haus in seiner Nähe hatte, in das er seine Kranken mit Krebs einweist. Ob dieses Haus heute noch existiert, entzieht sich meiner Kenntnis. Wir müssen uns ja immer wieder im klaren darüber sein, daß der Glaube das universelle Heilungsprinzip ist, und daß man ohne ihn nur wenig erreichen wird.

Breuß hat für seine 42tägige Fastenkur ein Saftgemisch zusammengestellt, welches in der Hauptsache aus Roten Rüben, aus Möhren, Sellerieknollen, Rettich und Kartoffeln besteht. Gerade der letztere Saft wird von den Fastenheimen vollkommen außer acht gelassen wegen seines schlechten Geschmacks; er ist aber das beste basische Mittel, das es gibt und hat natürlich gerade bei den

schweren Erkrankungen eine sehr günstige Wirkung. Breuß empfiehlt, läßt man die Kartoffeln bei den Säften fort, in den Zwi-
schenzeiten Kartoffelschalentee, was ich auch für sehr richtig
halte. Breuß gibt bereits einige Tage vor dem eigentlichen Fasten
einen Viertelliter der Säftezusammensetzung, damit sich der Kranke daran gewöhnt. Auch in der sonstigen Flüssigkeitszufuhr,
welche sehr reichlich ist, stimme ich mit ihm überein. Sehr wichtig
ist die Hinzuziehung von speziellen Kräutertees, welche einen
entgleisten Stoffwechsel wieder in Ordnung zu bringen vermögen.
Eine spezielle Nierenteemischung neben Salbei und Storchen-
schnabeltee vervollständigt die Kur. Auch der Calendulatee (Rin-
gelblumentee) wird von Breuß empfohlen, welcher ja seit alters
her als Krebsmittel bekannt ist. Genaue Angaben, wie die Tees zu
bereiten sind, vervollständigen seine Angaben.

Nach seinen Angaben will Breuß bereits über 1000 Krebskranke
mit seiner Kur geheilt haben. Sofern die Kranken schon medizi-
nisch wie mit Bestrahlungen und schweren Krebsmitteln (Endo-
xan) behandelt wurden, blieb der Erfolg aus. Diese Angabe deckt
sich hundertprozentig mit meinen Erfahrungen, daß eine biologische Behandlung nur dann von Erfolg begleitet sein kann, wenn
die Abwehrkräfte des Körpers nicht vorher schon durch schwere
chemische Mittel geschädigt wurden.

Breuß beruft sich immer wieder auf seine Meinung: Die Krebsgeschwulst ist ein selbständiges Gewächs und diese Zellen können
nur durch Aushungern mit der Saftkur aufgezehrt werden. In der
Tat lehrt uns die Erfahrung mit der Fastenkur, daß der Körper
beim Fasten alles auflöst, was körperfremd ist, d.h. was nicht in
den Körper hineingehört. Dies ist in den ganzen Jahren meiner
Tätigkeit auch immer meine Auffassung gewesen.

Ich sehe in der modifizierten, dem heutigen Menschen angepaß-
ten Kur von Breuß eine Möglichkeit, Krebskranke zu heilen,
sofern sie den Mut und die Kraft aufbringen, die Kur durchzuhal-
ten. Käme der starke Glaube noch hinzu, so könnte sicher das
bisher nicht geahnte Wunder geschehen.

Während meiner letzten Sehschulungswoche in Bad Sachsa hatte
ich Gelegenheit, einen krebskranken Teilnehmer über die soeben
durchgeführte Breuß-Kur zu befragen. Angeblich hatte sich, auch
nach Angaben der Ärzte, der Kranke von seinem Tonsillenkarzi-

nom ganz befreit und auch seinen starken Gewichtsverlust wieder voll aufgeholt.«

Bruno Vonarburg, Verfasser des Buches *Gottes Segen in der Natur* (Christiana Verlag, Konstanz 1978[2]) beurteilt den Erfolg meiner Gemüsesaftkur so:

»Da die Entwicklung des karzinogenen Geschehens, das heißt, die Geschwulstentartung und Wucherung, durch das Eiweiß genährt wird, sehe ich in der Behandlung mit einer Säftekur folgenden Vorteil: Durch die Säftekur wird die Eiweißzufuhr von außen abgestoppt, das heißt, das Eiweiß wird in der täglichen Nahrung ausgeschaltet. Da aber der Organismus ohne diesen Stoff nicht leben kann, nagt nun das eiweißhungrige Blut im Körper an allem Überflüssigen, Wucherungen, Schlackenansammlungen und Geschwülsten. Es ist dies eine Operation ohne Messer, welche der rote Körpersaft selbst fein dosiert vornimmt. Einen zweiten Gesichtspunkt sehe ich im Mineralstoffreichtum der Pflanzensäfte. Es ist nachweisbar, daß während des karzinogenen Geschehens der Mineralstoffwechsel in den Zellen gestört ist. Die mineralreichhaltigen Pflanzensäfte können diese Störung günstig beeinflussen und ausgleichen. Während dieser Säftebehandlung ist es natürlich äußerst wichtig, daß Stuhl und Urin gut abgehen, so daß die Abbaustoffe nicht zu lange im Körper bleiben und Vergiftungserscheinungen hervorrufen können. Die Tätigkeit der Ausscheidungsorgane wird durch die Tee-Kombination gefördert, indem der Storchenschnabel die Nieren anregt und Gifte ausscheidet, die Muttern das Blut reinigt, der Salbei entzündungshemmend wirkt und die Ringelblume die sogenannte Viromycose, das heißt, die Zellatmungsstörung im Blute behebt. Die ganze Säftekur ist also in diesem dreifachen Gefüge zu beurteilen.«

[Ich muß noch hinzufügen, daß auch schon viele, die *nicht* an Krebs erkrankt waren, meine Saftkur – sei es zur Vorbeugung oder als Abmagerung – gemacht haben, ohne daneben das geringste zu essen, sich dabei sehr wohl fühlten und voll arbeitsfähig waren. Ein Beweis, daß es auch ohne Eiweißersatz geht.]

Weitere Beispiele

1950 machte eine Frau, die schon lange Brustkrebs hatte, als erste meine Saftkur, und zwar mit bestem Erfolg, und ist heute, 1980, noch gesund, und von einer Geschwulst ist keine Spur mehr da (siehe Gutachten). Schon zehn Jahre vor diesem Falle hatte ich meine Saftkur zusammengestellt, aber ich getraute mich nie, einem Patienten zu sagen, daß er krebskrank sei. Nun, diese Frau wußte es schon lange, denn man wollte sie schon lange zuvor operieren. Aber dazu konnte sie sich nicht entschließen, da ihre Mutter an Brustkrebs operiert wurde und dann gleich gestorben war. Ich sagte dann zu ihr: Wenn sie wisse, was sie habe, dann hätte ich ein Mittel, aber es sei nur gegen Magenkrebs ausstudiert worden. Dies könne sie probieren, denn schaden könne es auf keinen Fall. Sie machte dann meine Saftkur, die damals gar nicht so leicht zu machen war, da es ja noch keine Entsafter gab; das Gemüse mußte man mit einem Reibeisen reiben und mit einem Leinentuch oder mit einer Kartoffelpresse auspressen. Nun, diese Frau M.N. aus Bludenz war nach 42 Tagen geheilt, und von einer Geschwulst war nichts mehr da.

Mein zweiter Fall: Nach dieser Frau aus Bludenz holte man mich zu einem Herrn Josef F. nach Götzis, der Magenkrebs hatte und nicht mehr operierbar war, auch keine Hoffnung auf eine Besserung war vorhanden. Dieser Mann machte dann auch meine »Krebskur-total«, war auch nach 42 Tagen gesund und ist erst 1971 im 80. Lebensjahr gestorben.

Ich war auch bei Frau Olga M. in Götzis, die Magen- und Darmkrebs hatte. Sie machte auch mit Herrn Josef F. meine Saftkur; nach 42 Tagen war sie ebenfalls geheilt und ist bis heute, 1980, noch gesund.

Mein vierter Fall war Sr. Leonarda von Zams – gleich nach den ersten dreien –, die den Darmkrebs hatte und auch meine »Krebskur-total« machte und auch geheilt wurde. Sie war mit 80 noch als Kunstmalerin tätig.

1 Was ist eine Krebsgeschwulst?

Eine Krebsgeschwulst ist ein selbständiges Gewächs oder Gebilde, das meistens durch Druck entsteht. Wenn z.B. jemand jahrelang magenkrank ist und die Speisen oft stundenlang im Magen verbleiben und dadurch einen ungewöhnlichen langen Druck auf die Magendrüsen und Magenwände ausüben, so kann das zu Magenkrebs führen. Ich kannte vor vielen Jahren einen Mann (namens Gruber), der von früh bis spät am Abend eine lange Pfeife immer auf der gleichen Seite im Munde hatte. Ich sagte dann einmal zu seiner Frau, daß ihr Mann bestimmt einen Lippenkrebs bekomme. Nach etwa zehn Jahren sagte mir diese Frau, ich solle einmal zu ihrem Mann kommen, worauf ich zu ihr gleich sagte: »Warum? – Hat er den Lippenkrebs?« Auf diese Frage war die Frau sehr erstaunt und fragte mich: »Ja, wissen Sie das?« Ich sagte dann zu ihr, das habe ich Ihnen ja schon vor zehn Jahren vorausgesagt, und sie konnte sich sogleich an dieses Gespräch von damals erinnern.

Ich ging dann zu diesem Mann, und meine Vermutung, die ich schon vor zehn Jahren hatte, fand ich bestätigt. Die Unterlippe glich einem Vollbart in der Form eines kleinen Bienenschwarmes. Bemerkt sei noch dazu, daß es bei diesem Lippenkrebs eine flüssige Absonderung von etwa vier Litern pro Tag gab. Es tropfte den ganzen Tag. Vom Arzt hatte er ein Gummigefäß angehängt bekommen, um diese Absonderung zu messen.

Durch ungewöhnlichen Druck auf irgendeine Stelle des Körpers fließt an dieser Stelle kein Blut; sie würde absterben. Doch da sie auch leben will, wehrt sich diese Stelle und saugt aus der Umgebung ihren fehlenden Mangel an. Durch dieses selbständige Saugen entsteht, meiner Ansicht nach, ein selbständiges Gebilde. Im Anfang wächst dieses Gebilde sehr langsam und, wie man ja weiß, oft über zehn und mehr Jahre, bis es dann plötzlich und schnell zu wuchern beginnt und zu einer großen Geschwulst werden kann, die wir Krebs nennen. Wenn es schon so weit ist, dann ist es Zeit (aber noch lange nicht zu spät), meine »Krebskur-total« zu machen. Wenn man gleich am Anfang in eine so kleine und harmlose Geschwulst hineinschneidet oder an ihr herumdrückt (z.B. Frühuntersuchungen), dann wird es wild; der Krebs ist im gleichen Moment im Blut, und das gibt dann Metastasen. Also ist es besser, wenn man ein solches Knötchen oder einen solchen Knoten in Ruhe läßt. Wer aber deshalb Angst hat, der mache, wenn er sichergehen will, gleich meine »Krebskur-total«. Hier ist dann doch eine andere Behandlung notwendig. Wie soll nun diese Behandlung sein, überlegte ich oft. Da kam mir einmal der Gedanke, ob man vielleicht mit Gemüsesäften hier helfen könnte. Ich habe einmal mit Bundeskneippobmann, Herrn Ing. Balestrang, über dieses Thema gesprochen, und dieser brachte mich auf diese Idee. Ich stellte eine Mischung von Gemüsesäften zusammen, wie sie aus meiner *Krebskur-total* (Seite 171 f.) ersehen können. Meine Gemüsesäftekur dachte ich mir wie folgt aus: Roter Rübensaft ist bestimmt gegen Krebserkrankung, aber mit Rotem Rübensaft (auch Randen oder Rote Bete genannt) allein kann man nicht leben. Dann gab ich Gelbe Rüben dazu wegen des Carotins, Sellerieknollen wegen des Phosphors, denn ohne Phosphor kann man nicht leben, sowie Rettich- und Kartoffelsaft für die Leber. Mit dieser Saftkur habe ich seit 1950 vielen Hunderten nicht mehr operierbaren, von Ärzten aufgegebenen Trebskranken verschiedenster Art und Leukämiekranken geholfen, wie Sie aus den Gutachten und Dankschreiben ersehen können.

Wenn Sie meine »Krebskur-total« gelesen haben, dann werden Sie vielleicht denken, was schon viele hundert Patienten und auch viele, viele Ärzte gedacht und gesagt haben: »Da kann man doch nicht leben, wenn man 42 Tage nur Säfte zu sich nimmt.« Sehr viele Ärzte haben mir geschrieben, die meinten, ohne Fett und Eiweiß sei es unmöglich, so lange zu leben, das könnten sie nicht verantworten, den Krebskranken neben den Säften nichts zu essen zu geben. Meine Antwort war immer dieselbe; es ist nicht zu verantworten, wenn man den Patienten neben den Säften etwas zum Essen gibt! Gestorben sind immer nur solche, denen man etwas zum Essen gab. Siehe: *Erklärung zu meiner ›Krebskur-total‹*, Seite 178. Ich habe doch schon tausendfache Erfahrung damit gemacht und Ärzte, die daran gezweifelt haben, davon überzeugt.

Viele Ärzte sagten oft zu meinen Patienten, daß sie das nicht geglaubt hätten und waren erstaunt und dann auch positiv eingestellt. Alle Achtung vor diesen objektiv prüfenden Ärzten!

Heute weiß ich nun etwas mehr. Es war mir oft ein Rätsel, warum solche Krebskranke mit nur einer kleinen Krebsgeschwulst, oder solche, die schon operiert wurden, ohne neben der Saftkur etwas zu essen, kaum oder gar nicht auskamen. Dazu nun folgender Bericht: 1962 war ich bei einer Frau, die einen nicht mehr operierbaren (inoperablen) Magenkrebs hatte. Diese Frau hatte eineinhalb (1½) Monate soviel wie nichts gegessen noch getrunken und hatte aber 4 bis 5 Liter pro Tag gebrochen. Sie werden nun denken, ja das gibt es doch nicht. Ich sagte damals, diese Frau hat so lange direkt von der Krebsgeschwulst gelebt. Diese Frau lebt heute noch, ist jetzt 87 Jahre alt und hatte also offenen Magenkrebs. Ich gab ihr am Morgen und am Abend je drei Blutwurztropfen auf die Zunge; den Blutwurztee konnte sie nämlich nicht schlucken. Diese Tropfen gab ich ihr, um den offenen Krebs zu schließen, was mir auch gelang. Am dritten Tag schon hatte sie nicht mehr gebrochen und konnte an diesem Tag bereits 2 Eßlöffel voll Gemüsesaft zu sich nehmen und dann jeden Tag etwas mehr. Am zehnten Tage sagte ihr Arzt, der jeden Tag bei ihr war: »Ja, da ist ja eine wesentliche Besserung eingetreten«, und fragte die Frau: »Können Sie vielleicht etwas essen?« Sie gab zur Antwort: »Nur Säfte«, und er wieder: »Und das hält, und Sie müssen nicht mehr erbrechen?« »Nein«, sagte sie und brauchte während der ganzen Kur sehr wenig Saft.

Mir ist es nun ganz klar, warum Krebskranke mit einer großen Geschwulst erstens wenig Saft zu sich nehmen und daneben nichts zu essen brauchen, also kein Eiweiß benötigen. Hingegen solche mit nur einer kleinen Geschwulst (also im Anfangsstadium) nur mit den Gemüsesäften allein kaum auskommen. In diesem Falle wäre eine Tasse klare Zwiebelsuppenbrühe pro Tag erlaubt, da ja zu wenig Eiweißersatz vorhanden ist. Das gleiche gilt auch bei operierten Krebskranken, bei denen man die Krebsgeschwulst zum Teil oder ganz herausgeschnitten hat, also auch kein Eiweißersatz vorhanden ist.

2 Ist Krebs heilbar?

Krebs entsteht beim Menschen durch eine gewisse Neigung zu dieser Krankheit und das Zusammenwirken mehrerer krebsgefährlicher Gesundheitsschädigungen. Durch jahrelange Einwirkung, selbst kleiner Mengen krebsgefährlicher Stoffe, kann es zu Gesundheitsschädigungen kommen, die unbeachtet und unbehandelt zum Krebsleiden führen können. Vielfach gelangen krebsgefährliche Stoffe erst durch Konservierungsmaßnahmen, wie Färben und Überhitzen, in die Lebensmittel.

Folgende 9 Warnsignale sollten beachtet werden:

1. Tastbare Knoten oder Verhärtungen, besonders in der Brust.
2. Auffällige Veränderungen einer Brustwarze oder eines Muttermals.
3. Anhaltende Veränderungen der Darm- oder Blasentätigkeit.
4. Andauernde Heiserkeit oder Husten.
5. Schluckbeschwerden im fortgeschrittenen Alter.
6. Hartnäckige Blutungen oder Ausfluß aus irgendeiner Körperöffnung. Auch Blutungen außerhalb der Periode.
7. Wunden, die nicht heilen.
8. Schwellungen, die nicht abklingen.
9. Auffällige Gewichtsverluste.

Keines dieser »Signale« muß Krebs bedeuten. Es ist sogar viel wahrscheinlicher, daß diese Veränderungen eine andere Ursache haben, weil ja andere Krankheiten ungleich häufiger vorkommen.

Wer aber eines dieser »Signale« an sich feststellt, der mache vorbeugend – am besten bei nächster Gelegenheit – meine »Krebskur-total«.

3 Häufigste Krebsarten

Eine häufige Ursache vor allem des *Kehlkopf- und Lungenkrebses* ist das Rauchen. Bei Rauchern tritt der Lungenkrebs 20mal häufiger auf als bei Nichtrauchern. Halte daher auch Deine Kinder vom Rauchen ab.

Der *Krebs der Gebärmutter* beginnt ohne Schmerzen und ohne jedes Krankheitsgefühl. Zeichen eines beginnenden Krebses können sein: Unregelmäßige Blutungen, besonders während der Wechseljahre und nach Aufhören der Periode; bei jüngeren Frauen Blutungen zwischen den Regeln sowie Kontaktblutungen nach Beischlaf; Blutungen nach Harn- und Stuhlentleerung oder nach anstrengender Arbeit. Der Krebs der Gebärmutter führt, sich selbst überlassen, zum Tode. Er kann aber geheilt werden, wenn bei Auftreten der angegebenen Erscheinungen sofort meine »Krebskur-total« mit den vorgeschriebenen Tees gemacht wird (siehe Seite 183).

Achte auf eine regelmäßige Verdauung. Keine Angst vor Krebs!

Der *Brustkrebs* tritt schleichend auf. Knoten, Verhärtungen und Schrumpfungen in der Brust können Zeichen eines beginnenden Krebses sein. Schmerzen und Geschwüre treten beim Brustkrebs meist erst auf, wenn der Krebs schon fortgeschritten ist.

Ratschläge

Sorge für ausreichende körperliche Betätigung.
Atme tief und kräftig reine Luft ein.
Meide rauchige und verbrauchte Luft.
Rauche nicht.
Bevorzuge eine natürliche und vitaminreiche Kost.
Meide die Überernährung.
Achte auf eine regelmäßige Verdauung.

4 Leukämie

Am 1. Oktober 1952 habe ich entdeckt, daß Leukämie kein Blutkrebs sein dürfte, sondern eine Blutzersetzung, verursacht durch Pfortaderkreiserkrankung. Diese Krankheit ist in den meisten Fällen heilbar und somit auch die sogenannte Leukämie.

Am 1. Oktober 1952 holte man mich zu einer Frau (Regina Lörünser), die Leukämie hatte. Bevor ich zur Frau ins Krankenzimmer ging, sagte mir ihr Mann Robert, daß sie Leukämie habe und von Feldkirch bis Dalaas bei sämtlichen Ärzten gewesen sei, und alle hätten Leukämie festgestellt.

Ich fragte dann, warum er mich dann doch noch habe kommen lassen. Denn auch ich weiß, daß Leukämie unheilbar ist. Er sagte darauf: »Sie weiß ja nicht, was sie hat, und wir wollen ihr jeden Wunsch erfüllen bis zu ihrem Tode, und da sie von dir erfahren hat und dich wollte, tust du sie halt ein wenig trösten.« Ich sagte darauf, das heißt soviel wie ›anlügen‹.

Ich ging dann zu der Frau und machte für mich eine Augendiagnose und zwar nur deshalb, weil in keinem Buche angegeben ist, wie man Leukämie in den Augen erkennen kann. Wenn nun schon so viele Ärzte bei ihr Leukämie festgestellt haben, dachte ich mir, dann muß es ja doch auch stimmen. Ich glaubte festzustellen, daß Leukämie meiner Ansicht nach kein Blutkrebs sein kann, sondern nur eine Blutzersetzung, verursacht durch Pfortaderkreiserkrankung und diese Krankheit wieder durch eine seelische Depression hervorgerufen würde, was dann auch der Fall war. Als ich dieses festgestellt hatte, wußte ich auch gleich, was zu machen war.

Ich gab dann alles an, was ich in diesem Falle tun würde und machte der Frau auch gleich einen Kurzwickel, da sie bereits 40° Fieber hatte. Als ich dann gehen wollte, sagte ihr Mann zu mir: »Du hast jetzt meiner Frau soviel gesagt, daß sie glaubt, sie werde gesund«, und ich darauf zu ihm: »Jawohl, sie wird wieder gesund.« Er glaubte das aber nicht und sagte weiter: »Ich habe dir doch gesagt, daß ich schon bei so vielen Ärzten war – und das Schreiben von der Klinik?« Ich gab ihm dann zur Antwort: »Und wenn 100 Ärzte gesagt haben, daß sie bald sterben müsse, so sage ich dir, daß sie wieder gesund wird.« Darauf meinte er ungläubig: »Aber Breuß?« und ich wieder zu ihm: »Ich weiß genau, was du jetzt denkst, ja, du meinst, ich wäre eingebildet oder gar ein Narr, aber lieber Robert«, sagte ich zu ihm, »ich habe bei deiner Frau entdeckt, was Leukämie eigentlich ist, und darum ist es nicht mehr gefährlich, und jetzt kann ich euch nur den Rat geben, alles genau so zu machen, wie ich es tun würde an eurer Stelle.« Herr Lörünser meinte dann noch: »Komm und schau im Lexikon nach, denn da steht geschrieben, daß bis heute Leukämie noch niemand geheilt habe.« Ich sagte dann nur noch: »Dann sind es ja mehr als 100 Ärzte.« Und nochmals: »Deine Frau wird gesund, Ihr müßt nur das machen, was ich an eurer Stelle tun würde. Ich fuhr dann heim, und da wurde ich neugierig und habe dann noch in derselben Nacht in meinem Lexikon nachgelesen. Da traute ich bald selber meinem Verstand nicht mehr, als ich das alles gelesen hatte. Nach einer Woche hielt ich es nicht mehr aus, fuhr mit meinem Fahrrad zu dieser Frau und siehe da, die Frau war am Arbeiten und sagte mir, daß sie schon am 4. Tag in der Küche etwas mitgeholfen habe. Diese Frau ist dann nach 5 Jahren durch einen Autounfall gestorben. Seither ist mir noch kein Leukämiekranker gestorben, so er eben nur Leukämie hatte. Vor zwei Jahren waren innerhalb von 10 Monaten 28 Leukämiekranke bei mir und alle konnten nach 6 Tagen arbeiten. Also habt keine Angst mehr vor dieser Krankheit, denn sie ist eine Pfortaderkreiserkrankung und meiner Ansicht nach kein Blutkrebs.

So wurden es dann immer mehr und mehr und am 28. Juli 1964 verlangte man mich ins Kurheim Maria vom Sieg nach Wigratzbad bei Wangen im Allgäu, wo der Bruder von der Besitzerin des Kurheims, Fräulein Antonie Rädler, Herr Josef Rädler, an Dickdarm- und Dünndarmkrebs erkrankt und von den Ärzten aufgegeben worden war. Man wollte ihn dann noch operieren (künstlicher Ausgang) aber mit der Bemerkung: »Wenn man ihn nicht operiert, dann stirbt er bald, und wenn man ihn operiert, kann es auch nicht mehr viel länger gehen.« Fräulein Antonie bekam dann von Oben, wie sie sagte, die Eingabe, daß ihr Bruder geheilt werde ohne

Operation, wenn er verspreche, jeden Tag, solange er lebe, mit der ganzen Familie einen Rosenkranz zu beten. Sollte er aber operiert werden, dann werde er sterben. So nahm sie ihren Bruder noch vor der Operation vom Krankenhaus weg. Es rührte sich nichts, und Herr Rädler war jeden Tag noch schlechter beisammen, und die Frau und alle Angehörigen waren schon ganz verzweifelt, bis dann nach 10 Tagen ein Herr A. S. von Bludenz dort war und Fräulein Antonie ihm ihren Kummer klagte. Dieser sagte dann zu ihr, daß in Bludenz ein Mann sei, der, wie er bestimmt wisse, eine 70jährige Frau, die einen unoperierbaren Magenkrebs hatte und, noch bevor man diesen Mann, H. Rudolf Breuß, holte, ganz hoffnungslos darniederlag, ganz geheilt habe. Auf diese Antwort sagte sie: »Dann könnte es ja sein, daß dieser Mann vielleicht meinem Bruder helfen könnte«, und bat ihn gleich, er möge so gut sein und Herrn Breuß zum Telefon holen und ihn bitten, gleich zu kommen.

Ich habe dann mit Fräulein Rädler gesprochen, und diese bat mich, daß ich gleich kommen möge, da ihr Bruder schwer erkrankt sei (Krebsverdacht); ich wollte zuerst nicht gehen, aber als sie sagte, daß ihr Bruder 8 Kinder habe und das jüngste erst 2 Jahre alt sei, da konnte ich nicht mehr nein sagen, und so fuhr ich am anderen Tag, am 28. Juli 1964, mit meiner Frau hin. 5 Minuten vor 12 Uhr habe ich Herrn J. Rädler, der auf einer Tragbare im Büro lag, untersucht und durch Augendiagnose festgestellt, daß er Dick- und Dünndarmkrebs hatte, worauf Fräulein Antonie bemerkte: »So, die gleiche Diagnose wie im Krankenhaus.« Da weinten gleich acht Angehörige. Ich sagte dann zu ihnen »ja«; wenn ich nicht helfen könne, dann würde ich vor dem Patienten schweigen. Ich sagte weiter zu ihnen, er habe ein außergewöhnlich gutes Herz und eine starke Lunge, und da hält er meine Saftkur leicht aus und kann bestimmt wieder arbeiten. Was er dann auch konnte wie Sie aus seinem Gutachten ersehen können. Herr Rädler wurde am 21. März 1980 77 Jahre alt und ist noch voll arbeitsfähig.

Durch Herrn Rädler kamen viele Tausende zu mir mit den verschiedensten Krankheiten. Seit vielen Jahren fast jeden Tag Krebskranke und viele mit Leukämie. Von den aufgegebenen Kranken wurden die meisten wiederhergestellt.

Also haben Sie doch keine zu große Angst, weder vor Krebs noch vor Leukämie. In beiden Fällen läßt sich etwas dagegen tun. Im Fall der Leukämie folgendes:

Vor allem muß überlegt werden, was für ein seelisches Leiden vorhanden ist, da, wie schon gesagt, das Versagen der Funktion des Pfortaderkreises durch seelische Depression hervorgerufen wird. Die Ursache einer solchen Depression kann oft durch eine simple Sache hervorgerufen werden, wovon der Patient oft selbst gar nichts weiß. Also, liebe Leukämiekranke, denkt ein wenig nach, wo das Übel liegen könnte und bemüht euch, es durch seelische Entspannung zu beseitigen. Wenn das geschehen ist, dann ist schon vieles getan.

Nun die Behandlung: Man trinke pro Tag ¼ Liter Gemüsesaft von der Mischung meiner »Krebskur-total« (aber nicht die »Total-Kur« machen!), und daneben kann man essen, was einem schmeckt, jedoch keine Fleischsuppe, kein Rindfleisch und kein Schweinefleisch. Den Gemüsesaft tagsüber nur schluckweise trinken, aber hauptsächlich kurz vor den Mahlzeiten. Diese konzentrierten Vitamine nimmt der Pfortaderkreis auf, ob er will oder nicht, und so auch dann die anderen Speisen. Wichtig ist auch, daß man die Seiten 183, 242 und 244 ganz beachtet (Nierentee, Salbeitee, aufgewärmte Speisen, Mottengift usw.) Alle, die diese Behandlung machen, können durchwegs nach ungefähr 6 Tagen wieder arbeiten wie früher, und wenn man ihnen auch von den Ärzten nur noch kurze Lebenschancen gibt.

Wichtig ist natürlich, daß man ¼ Liter Saft pro Tag mindestens 42 Tage lang nimmt. Sollten noch andere Krankheiten vorhanden sein, müssen diese zur gleichen Zeit behandelt werden, wie jeweils angegeben ist. Kaum zu heilen sind solche Patienten, die mit schwersten seelischen Konflikten nicht fertig werden. Dringend zu beachten wäre noch, wie bei allen anderen Krankheiten, daß kein Mottenzeug (Fliegenspray, Luftreiniger etc.) in der Wohnung ist.

5 Meine »Krebskur-total«

Bei dieser Kur darf man 42 Tage lang nichts essen, sondern nur Gemüsesäfte und die dazu gehörenden Tees zu sich nehmen. Säfte kann man trinken, soviel man Hunger hat, jedoch nicht mehr als einen halben Liter pro Tag. (Je weniger, um so besser.)

Man kann diese Krebskur am besten mit selbstgepreßten Säften – wie nachstehend beschrieben – oder aber mit einer in meinem Auftrag von einer Firma hergestellten, biologischen Breuß-Gemüsesaftmischung, die in Reformhäusern, Drogerien usw. erhältlich ist, durchführen.

Meine Saftmischung: Man nimmt $\frac{3}{5}$ Rote Rüben (Randen, Rote Bete), $\frac{1}{5}$ Gelbe Rüben (Karotten, Rüebli), $\frac{1}{5}$ Sellerieknollen und dazu noch ein wenig Rettich und eine hühnereigroße Kartoffel. Ein Beispiel: Man nimmt 300 g Rote Rüben, 100 g Gelbe Rüben und 100 g Sellerieknollen und etwa 30 g Rettich. Die Kartoffel muß nicht unbedingt dabei sein, jedoch bei Leberkrebs ist die Kartoffel sehr wichtig. Statt einer Kartoffel, zum Saft dazugegeben, kann man auch eine Tasse Kartoffelschalentee pro Tag schluckweise kalt trinken. Eine Handvoll rohe Kartoffelschalen in 2 Tassen Wasser 2 bis 4 Minuten lang kochen. Wenn der Tee nicht gut schmeckt, dann braucht ihn die Leber nicht, er muß dann auch nicht getrunken werden. Sämtliche Gemüse werden durch den Entsafter gepreßt, und nachträglich wird der Saft jeweils noch durch ein feines Teesieb oder durch ein Leinentuch passiert, denn bei $\frac{1}{4}$ Liter Saft ist immer noch ein Eßlöffel voll Satz dabei. Dieser Satz ist erstens schlecht einzunehmen, und zweitens wäre er schon Nahrung für den Krebs.

Der Krebs lebt nur von festen Speisen, die der Mensch zu sich nimmt. Wenn man also 42 Tage lang nur Gemüsesäfte und Tee trinkt, so stirbt die Krebsgeschwulst ab, der Mensch hingegen kann dabei noch gut leben.

Obwohl man während dieser Zeit 5 bis 15 kg abnimmt, fühlt man sich recht wohl dabei. Ich selbst habe auch diese Kur gemacht und wohl nie mehr gearbeitet als während dieser Zeit. Gut ist es, wenn man einige Tage vor der totalen Kur neben dem normalen Essen etwa ¼ Liter Saft pro Tag trinkt, um sich an den Saft zu gewöhnen. Unbedingt zum Leben braucht man nur ⅛ bis ¼ Liter pro Tag, aber bis zu einem ½ Liter darf man nehmen. Löffelweise langsam trinken, nicht gleich schlucken, also gut einspeicheln. Zusätzlich kann ab und zu ein Schluck Sauerkrautsaft genommen werden, welcher dem Patienten bekömmlich ist.

Meine Krebskur richtig gemacht

Wer meine Krebskur (Gemüsesaftkur mit Teeanwendung) richtig macht, nimmt an Gewicht wenig ab. Also richtig gemacht: In der Früh' zuerst eine halbe Tasse Nierentee langsam kalt trinken. 30 bis 60 Minuten später 1–2 Tassen warmen Salbeitee mit Johanneskraut, Pfefferminze und Melisse trinken. Wieder nach 30 bis 60 Minuten ein kleines Schlückchen Saft nehmen und nicht gleich schlucken, also gut einspeicheln! Nach etwa 15 bis 30 Minuten wieder ein kleines Schlückchen Gemüsesaft nehmen, je nach Hungergefühl. Am Vormittag braucht man ungefähr 10–15 mal Saft. Also nur dann etwas Saft trinken, wenn man das Verlangen danach hat. Dazwischen wieder Salbeitee, der dann auch kalt getrunken werden kann und soviel man will, aber alle Tees während der Saftkur ohne Zucker. Mittags nun wieder 1/16 Liter (eine halbe Tasse) Nierentee trinken und so auch abends vor dem Schlafengehen. Den Nierentee aber nur die ersten drei Wochen! Nachmittags braucht man dann öfter ein kleines Schlückchen Saft. Bis zu einem halben Liter pro Tag darf man trinken.

Zu meiner »Krebskur-total« und zur »halben Kur« muß ich dringend noch erwähnen, daß Gemüsesaft nach meiner Zusammenstellung unbedingt im Zusammenhang mit den angegebenen Teesorten immer nur schluckweise und gut eingespeichelt getrunken werden darf! Nicht nur Gemüsesaft allein!

Unbedingt notwendig ist auch (ob man bestrahlt wurde oder nicht), daß man pro Tag eine Tasse Storchenschnabelkrauttee schluckweise kalt trinkt. Rotes Storchenschnabelkraut (Geranium robertianum) enthält etwas Radium.

Durch das schluckweise Einnehmen dieser geringen Nahrungs-menge (Saft und Tee) kommt es zwangsweise zu einer guten Einspeichelung und damit gleichzeitig zu einer geringen Belastung für die Verdauungsorgane.

Während der Kur ist meist keine Bettruhe erforderlich, im Gegenteil, man sollte arbeiten, um vom Essen und von der Krank-heit abgelenkt zu werden. Außer dem Nieren- und Salbeitee (Seite 183) sollte man noch in besonderen Fällen (Krebs an verschie-denen Stellen des Körpers) zusätzlich Tees trinken wie folgt:

Bei *Verstopfung:* Macht eine Verstopfung eventuell Beschwerden, dann kann man Einläufe machen mit Kamillentee, oder man trinkt leichten Abführtee oder schiebt in den Darm feste Butter.

Durch die Saftkur wird der Pfortaderkreis so angeregt, daß vieles, was im Darm noch zu verwerten wäre, fast zur Gänze in den Körper aufgenommen wird. Deshalb kann es vorkommen, daß man über mehrere Tage keinen oder kaum Stuhlgang hat, dabei aber beschwerdefrei bleibt.

Bei *Gehirntumor:* 1–2 Tassen Melissentee pro Tag schluckweise kalt trinken. Goldmelisse oder Zitronenmelisse oder gemischt. Eine Prise im heißen Wasser 10 Minuten ziehen lassen.

Bei *Augenkrebs* eine Tasse Augentrosttee pro Tag, auch schluck-weise kalt trinken. Eine Prise im heißen Wasser 10 Minuten ziehen lassen.

Bei *Brust-, Eierstock- und Gebärmutterkrebs* eine Tasse Silber- und Frauenmänteletee mit gelber oder weißer Taubnessel pro Tag schluckweise kalt trinken: Eine Prise Silber- und Frauenmäntele-tee gemischt und dazu eine kleine Prise Taubnessel in einer Tasse voll heißem Wasser 10 Minuten ziehen lassen.

Bei *Gaumen-, Lippen-, Zungen-, Halsdrüsen- und Kehlkopfkrebs* Bibernelltee wie bei *Diphtherie* (Seite 209), aber die ganzen 42 Tage lang! Mit einem Eßlöffel voll Tee spülen oder gurgeln und dann ausspucken. Mit dem 2. Löffel macht man es genauso. Mit dem 3. Löffel voll spülen, bzw. gurgeln und dann schlucken. Dies öfters am Tag machen: Ein Teelöffel voll Bibernellwurzeln (Pimpinella) in einer Tasse voll Wasser 3 Minuten lang kochen.

Bei *Hautkrebs* bei einer Größe von ½ bis 1 cm Durchmesser mit frischem Schöllkrautsaft (Chelidonium majus – Warzenkraut; beim Abreißen kommt ein gelber, bitterer Saft heraus) einige Male die kranke Stelle tagsüber betupfen. Wenn die Fläche aber größer ist, dann nur ganz am Rande bis über die gesunde Haut hinaus. Im Winter müßte man Schöllkrauttee nehmen zum Betupfen oder Waschen, aber auch nur um die Wunde herum: Eine Prise Schöllkraut in einer Tasse heißem Wasser 10 Minuten ziehen lassen und lauwarm anwenden. Man kann auch Schöllkrauttinktur verwenden. Ich mache nochmals darauf aufmerksam, nie auf offene Wunden geben!

Bei *Knochen- und Lungenkrebs und Lungentuberkulose* trinkt man Tee von Spitz- und Breitwegerich, Isländischmoos, Lungenkraut, Gundelrebe, Königskerze und, so man hätte, noch Muttern (Meum mutellina). Alle zusammen 10 Minuten in heißem Wasser ziehen lassen. Von den angeführten Kräutern müssen nicht unbedingt alle im Tee enthalten sein. Von diesem Tee kann man trinken, soviel man will, je mehr, um so besser. Bei Lungentuberkulose dazu noch einmal am Tag einen Teelöffel voll Breitwegerichsamen mit etwas Wasser oder Tee schlucken. In Apotheken als Flohsamen bekannt.

Bei *Leberkrebs* 2 Tassen Kartoffelschalentee pro Tag schluckweise kalt oder warm trinken. Eine Handvoll rohe Kartoffelschalen in 2 Tassen voll Wasser 2–4 Minuten lang kochen. Wenn dieser Tee gut schmeckt, dann braucht ihn die Leber! Wenn er schlecht schmeckt, dann braucht man ihn nicht zu trinken.

Bei Leberkrebs sollte man noch Kohlblätter-Wickel machen mit anschließender Einreibung mit Olivenöl oder mit Johannisöl (Johanniskraut in Olivenöl angesetzt). Diese Wickel sind ebenfalls bei allen Krebsarten zu empfehlen, am besten anzuwenden auf dem Rücken (Hohlkreuz).

Gemacht wird es nun wie folgt: Man nimmt drei Kohlblätter (Wirsing zum Beispiel), schwenkt diese im warmen Wasser ab, so daß kein Schmutz mehr daran ist. (Die äußeren Blätter sind am besten.) Diese Blätter werden dann so lange mit einer Flasche gewalkt, bis die Rippen glatt sind.

Für jene, die nicht wissen, wie ein Wickel gemacht wird: Man lege eine Wolldecke zusammengefaltet (ca. 50 cm breit) ins Bett, darauf ein Leinentuch 25 bis 30 cm breit und auf dieses dann noch ein Tuch mit den gewalkten Kohlblättern. Zwei nebeneinander und eines darüber. Die Innenseiten der Blätter werden mit dem Tuch auf den Rücken oder auf die kranke Stelle gelegt und dann gleich mit dem Leinentuch recht gut und fest wickeln, dann mit der Wolldecke wickeln. Ein solcher Wickel muß gut und fest sitzen, so daß er nicht verrutschen kann, da er doch über Nacht dort gelassen wird. Wenn ein solcher Wickel nicht gut und fest sitzt, dann würde der Patient ein kaltes Gefühl haben, ja sogar frieren, was dann nur schaden würde. In einem solchen Falle müßte man den Wickel gleich wieder abnehmen. In der Früh nimmt man den Wickel weg und wäscht dann gleich mit warmem Wasser und trocknet recht gut ab. Nun reibt man mit etwas (1–2 Teelöffel voll) angewärmtem Öl die kranke Stelle ein und legt dann noch ein warmes Tuch darauf, das nach einigen Minuten wieder weggenommen werden kann.

Bevor man nun einen solchen Wickel macht, muß dem Patienten recht warm sein. Also zuerst kurze Zeit im Bett liegen, bis einem richtig warm ist, oder das Bett vorwärmen. (Näheres können Sie der Broschüre *Von den wunderbaren Heilwirkungen des Kohlblattes* entnehmen, die in Apotheken, Reformhäusern, Drogerien und Buchhandlungen erhältlich ist.)

Bei *Magenkrebs* eine Tasse Wermuttee oder Tausendguldenkrauttee pro Tag schluckweise kalt trinken. Eine kleine Prise nur 3 Sekunden in einer Tasse heißem Wasser ziehen lassen. Sollte noch ein nervöses Magenleiden dabei sein, trinkt man eine Tasse Baldriantee mit Wermut noch pro Tag: Ein halber Teelöffel voll Baldrianwurzeln in einer Tasse voll Wasser 3 Minuten kochen, dann in 3 Sekunden über eine kleine Prise Wermut gießen.

Bei *Milz- und Bauchspeicheldrüsenkrebs* sollte man mindestens einen Liter Salbeitee, warm oder kalt, pro Tag trinken. Zu empfehlen wären noch heiße Kurzwickel aus Heublumen, Zinnkraut oder Haferstroh. Heublumen läßt man nur ziehen, Zinnkraut und Haferstroh läßt man 10 Minuten kochen. (Wickel nur anwenden, wenn man etwas vom Wickelmachen versteht, denn falsch gemacht, schadet man mehr.) Anleitungen hierzu in Kneippbüchern.

Bei *Prostata- und Hodenkrebs* pro Tag 2 Tassen Tee vom kleinblütigen Weideröschen schluckweise kalt trinken: Eine Prise 10 Minuten in heißem Wasser ziehen lassen.

Zur Krebskur

Ich habe früher geraten, immer unter Aufsicht eines Arztes meine »Krebskur-total« zu machen. Das habe ich hauptsächlich getan, damit die Ärzte mit mir den Verlauf der Kur beobachten können und sollten, und auch wegen des Blutdrucks, damit sie, so er zu niedrig ist, für das Herz etwas verschreiben können. Ich habe aber nun die Erfahrung gemacht, daß viele Ärzte von der Naturheilkunde, also von Naturheilmitteln nichts wissen wollen und dem Patienten sogar von meiner Saftkur abraten und auch Medikamente verabreichen, was neben meiner Gemüsesaftkur absolut nicht gut tut. Auch keine Spritzen und Bestrahlungen dürfen während der Kur gegeben werden. Es ist zwar oft nicht gut, wenn man etwas hinter dem Rücken der Ärzte macht, da diese vermeintlich sonst irregeführt werden könnten. Es bleibt jedem selbst überlassen, ob er die Kur unter Aufsicht eines Arztes machen will oder nicht. – Wie man den Blutdruck selbst bestimmen kann, lesen Sie unter Blutdruck, Seite 207.

Gleich nach einer Operation sollte oder darf man nicht gleich meine »Total-Kur« machen und muß mindestens 2 bis 5 Monate warten, je nachdem, wie sich der Patient fühlt. Während dieser Wartezeit sollte man ¹⁄₁₆ Liter bis ⅛ Liter Gemüsesaft trinken und daneben aber essen, z.B. Haferschleimsuppe, Gemüsesuppe, Gemüse, evtl. Hühner- oder Kalbfleisch und andere leichte Speisen. Safteinnahme schluckweise, jeweils vor den Mahlzeiten mit den vorgeschriebenen Tees, Salbei- und Nierentee wie bei der »Total-Kur«. Mit der »Total-Kur« also erst beginnen, wenn man sich stark genug fühlt.

Nach der 42tägigen Gemüsesaftkur wieder mit dem Essen langsam beginnen, aber am besten nach Waerland oder nach einem anderen Buch über biologische Ernährung, also leichte Kost und auf jeden Fall zwei bis vier Wochen lang etwa ⅟₁₆ Liter (eine halbe Tasse) Gemüsesaft pro Tag weiter nehmen, wieder schluckweise vor den Mahlzeiten. Damit man sich schneller erholt, sollte man noch 3mal täglich je einen Teelöffel Bio-Strath-Aufbau-Präparat einnehmen oder 3mal täglich 2 Bio-Strath-Aufbau-Hefetabletten. Diese Bio-Aufbaumittel kann man einige Monate nehmen bzw. so lange, bis man sich wieder richtig wohl fühlt.

Meine Gemüsesaftkur hilft nicht nur bei Krebs, sondern auch bei folgenden Krankheiten:

Arthritis, Arthrose (zerstörende Gelenkentzündungen), Coxarthrose (Hüftgelenkleiden), Osteoporose (Knochenentkalkung), Spondylarthrose (Brust- und Lendenwirbelabnützung). Bei all diesen genannten Erkrankungen braucht man die Saftkur nur drei Wochen zu machen, aber genau wie bei Krebs und mit Salbei- und Nierentee. (Macht man sie jedoch 42 Tage, so schadet die Kur auf keinen Fall und man wäre sogar noch sicher, daß man von eventuell vorhandenen Krebszellen frei wäre.) Außerdem wäre noch sehr zu empfehlen, jeden 3. bis 4. Tag bei all diesen Gelenkleiden die Kur in Verbindung mit Vollbädern aus Zinnkraut, Heublumen oder Haferstroh zu machen. (Ich verweise auf Badezusätze wie Haubenschmid's *Herb-akucid*. [Kombi-Galvan-Bade-Zusatz von J. und S. Haubenschmid, Institut für Physikalische Therapie, Quellenstraße 21, CH-8580 Amriswil] oder dergleichen. Erprobt durch erwähntes Institut.)

Ich möchte noch vermerken, daß ältere Leute meine Krebskur leichter machen, da ihnen das Fasten nicht so schwer fällt und sie nicht mehr so viel Aufbaustoffe benötigen.

Es haben nun vielleicht schon Tausende meine Saftkur 42 Tage, ohne daneben etwas zu essen, überstanden und sind wieder gesund geworden, dies meistens ohne Rückfall. Ich persönlich habe ungefähr etwas über 2000 Menschen so behandelt und habe allen gesagt: »Sollten Sie noch Bekannte oder Verwandte haben, die auch krebskrank sind, dann bitte empfehlen Sie meine Saftkur weiter, und jene sollen sie auch wieder weitergeben.« Ein Mann erzählte mir, er habe die Saftkur genau nach meinen Angaben gemacht und nach einer Woche habe er gemerkt, daß sie ihm gut tue. Er habe dann diese Kur noch sieben weiteren Krebskranken empfohlen, und alle wären gesund geworden. Um diese Weiterempfehlung habe ich gebeten, weil viele Patienten von weither kamen (von Hamburg, Lübeck, aus ganz Deutschland, Holland, Belgien, der Schweiz, aus Canada, Nordamerika usw.). Ich sagte zu den Leuten, sie sollen bedenken, daß nicht jeder die Möglichkeit habe, von so weit her anzureisen. Mein Ziel war und ist es, vielen Krebskranken und anderen scheinbar unheilbaren Kranken zu helfen.

Im Jahre 1950 habe ich die ersten Krebskranken mit dieser meiner »Krebskur-total« geheilt und bis jetzt Brustkrebs, Kopftumore, Kehlkopfkrebs, Drüsenkrebs, Lungenkrebs, Leberkrebs, Knochenkrebs, Darmkrebs usw. ebenso behandelt und geheilt, auch solche, die durch Bestrahlungen große Hautverbrennungen gehabt haben.

Habt also keine so große Angst mehr vor diesen Krebserkrankungen! Die meisten Krebskranken und so auch scheinbar unheilbar Kranke liegen auf Wasseradern (siehe Erdstrahlen). In schweren Fällen liegen sie auf Wasseraderkreuzungen. Am sichersten ist es, wenn man einen Wünschelrutengänger kommen läßt, der die Wasserader feststellen kann. Am besten ist es, wenn man das Bett verstellt oder in ein anderes wechselt.

Erklärung zu meiner »Krebskur-total«

Es wurden mir oft und auch viele Fragen gestellt, z. B. ob man neben meiner Saftkur vielleicht etwas Brot, Honig, Eier oder Gemüse essen dürfe. Oder ob man evtl. schwarzen Johannisbeer-, Himbeer- oder Kürbissaft daneben nehmen könnte. Ferner wollen viele wissen, ob man gleichzeitig Medikamente einnehmen dürfe. Solche und noch viele andere Fragen werden an mich gerichtet. Dazu nun folgende Erklärung. Meine »Krebskur-total« ist hier genauestens beschrieben. Nach ihr darf man 42 Tage lang nur die von mir zusammengestellte Gemüsesaftmischung als Nahrung zu sich nehmen. Erlaubt wäre evtl. noch dazu etwas Zitronensaft, aber niemals Apfelsaft! Frisch ausgepreßten Apfelsaft dürfte man zwischendurch allein nehmen, aber nie gemischt mit den anderen Säften, Salbeitee mit Johanneskraut, Pfefferminzen und Melissen kann man trinken, soviel man will, jedoch nur ohne Zucker.

Besser ist es aber, nichts zu essen! Bei Nichteinhaltung meiner Angaben, z. B. bei zusätzlicher anderer Nahrungsaufnahme, würde sich ein Erfolg wesentlich länger hinausziehen und wäre sogar in Frage gestellt.

Ich möchte aus gegebenem Anlaß betonen, daß meine langjährigen Beobachtungen mir immer wieder bestätigt haben, daß sogenannte Mißerfolge meiner Kuranwendung sich nur dann einstellten, wenn meine Kur nicht in allen Punkten strikt eingehalten wurde. (Gemüsesaft, Tee, Wasseradern usw.)

Schätzungsweise 20.000 Krebskranke und andere scheinbar Unheilbare sind durch meine Saftkur wieder gesund geworden. Gestorben sind nur solche, die neben der Saftkur noch zellenzerstörende Medikamente oder Spritzen verabreicht bekamen. Bei diesen zellenzerstörenden Mitteln werden nicht nur die Krebszellen, sondern leider auch viele gesunde, körpereigene Zellen zerstört. – Krebszellen sind nach meiner Ansicht keine kranken Körperzellen, sondern eben krebseigene Zellen. Diese Zellen leben nur vom Ballast, die der Mensch durch die Speisen zu sich nimmt. Hingegen können Krebszellen nicht von Gemüsesäften allein leben.

Eine Krebsgeschwulst ist ein selbständiges Gewächs und erzeugt selbständige Zellen, und dies ist eigentlich gar keine Krankheit. Die Geschwulst drückt natürlich auf die körpereigenen Zellen, und diese werden dadurch gestört, was dann eben die Krankheit ist. Also müssen wir nur die krebseigenen Zellen durch Aushungern mit der Saftkur zerstören. Das ist meine Ansicht, und auf den Erfolg kommt es an, den ich ja tausendfach bestätigt bekam.

Was eine Krebsgeschwulst ist, das können Sie auf Seite 159 lesen. Warum eine solche Geschwulst am Anfang langsam wächst und zum Schluß sehr schnell, hat folgende Ursache: Aus einer Krebszelle werden 2, aus zwei 4, aus vier 8, aus acht 16 usw. Wenn es dann einmal heißt: Aus 10 000 werden 20 000, dann geht es eben schnell mit der Vergrößerung der Krebsgeschwulst, und dennoch besteht noch immer Aussicht auf eine Besserung bzw. Heilung mit einer »Krebskur-total«.

Mit diesem kleinen Bericht glaube ich, auch die Fragen von vielen Ärzten beantwortet zu haben, die mir schrieben und nicht glaubten, daß man 42 Tage ohne Eiweiß leben könne.

Bludenz, den 8. Jänner 1977   R. Breuß

Zum Schluß möchte ich nun alle verehrten Ärzte und Wissenschaftler recht herzlich bitten, meine Erfolge in der Krebsbehandlung und auch bei anderen scheinbar unheilbaren Kranken wissenschaftlich zu überprüfen, um mit mir diesen Leidenden zu helfen und nicht gegen mich zu arbeiten, nur weil ich kein Mediziner bin.

Bedenken Sie doch, wieviele und große Erfindungen von Nicht-Fachleuten und Nicht-Studierten gemacht wurden, und das Wichtigste ist dann schließlich doch der Erfolg und das, was der Menschheit nützlich ist. Dies sollte also von der Wissenschaft anerkannt werden, selbst auch dann, wenn es für sie noch unerklärbar ist! Komme es von wem und von wo auch immer!

Eine Sache wird oft wissenschaftlich erforscht, und nach sechzig und mehr Jahren wurde das gesteckte Ziel noch nicht erreicht. Nun kommt ein einfacher aber begabter Mensch aus dem Volke, der vielleicht durch Zufall das Richtige gefunden hat, wie z. B. bei der Behandlung von Krebskranken usw., dann können doch die Wissenschaft und die Schulmedizin diese Erfolge nicht einfach ignorieren und nicht einmal gewillt sein, die Methode zu überprüfen. Hier sollten diverse Institutionen und die Schulmedizin es doch für wert finden, dies zu tun. Ich richte deshalb noch einmal an die kompetenten Damen und Herren die Bitte, auch Erfolge in medizinischer und technischer Hinsicht anzuerkennen, auch wenn es sich um Dinge handelt, die für sie noch nicht erklärbar sind.

Ich wäre sehr glücklich, wenn man meine »Krebskur-total« noch verbessern könnte in Kombination mit anderen erfolgreichen Methoden der Krebsbehandlung.

Besondere Vermerkung zu meiner Gemüse-Saftkur

Ganz besonders möchte ich noch vermerken, daß meine Gemüse-saftkur bei vielen den gewünschten Erfolg bei Krebserkrankungen brachte, aber auch in folgenden Fällen zu empfehlen ist:

1. Als Vorbeugungskur gegen Krebserkrankungen.
2. Als Regenerationskur für den ganzen Körper: ⅛ bis ¼ Liter pro Tag, immer vor dem Essen etwas Saft trinken und Tees dazu (Salbei- und Nierentee.)
3. Als Abmagerungskur, ohne daß man Hunger und Durst leiden muß und ohne jeden Nachteil. Wenn möglich 42 Tage lang wie bei Krebs.
4. Als Frühjahrskur.
5. Zur Blutverbesserung.

Krebskranke Raucher, die das Rauchen nicht für immer einstellen, machen meine Saftkur ohne Erfolg!

Bei schweren Krebserkrankungen sollte man, wenn möglich, vielleicht besser selbst zusammengemischte Säfte von biologischem Gemüse verwenden. Achtung aber auf die richtige Dosierung (s. S. 171).

Trotzdem bin ich sehr froh, daß eine Firma meine von mir zusammengestellte »Breuß-Gemüsesaft«-Mischung aus garantiert biologischen Gemüsen herstellt, denn es gibt viele Tausend Hilfesuchende in Stadt und Land, denen es unmöglich ist, täglich frisches biologisches Gemüse selbst zu pressen, und zudem gibt es Zeiten, wo kein frisches Gemüse erhältlich ist.

6 Wichtige Tees zur Krebskur

Salbeitee

Zum Gurgeln läßt man Salbeitee 10 Minuten in heißem Wasser ziehen, zum Trinken muß man ihn genau 3 Minuten kochen. Ein bis zwei Eßlöffel voll Salbei in einen halben Liter kochendes Wasser geben und 3 Minuten kochen, dann wegstellen. Im Salbei ist viel ätherisches Öl, was zum Gurgeln sehr notwendig ist, aber zum Trinken darf es nicht dabei sein, und darum muß dieser Tee genau 3 Minuten gekocht werden. Nach 3 Minuten ist das Öl verkocht, und in diesem Moment löst sich ein Lebensferment, das für alle Drüsen, Rückenmark und Bandscheiben sehr lebenswichtig ist. Aus diesem Grund sollte man das ganze Leben lang jeden Tag Salbeitee trinken. Wer immer Salbeitee trinkt, wird kaum einmal krank.

Wenn der Salbei 3 Minuten gekocht hat, wegstellen und dann noch Johanneskraut, Pfefferminze, Melissen usw. zugeben. Man läßt dann alles noch 10 Minuten ziehen.

Nierentee

Meine Mischung: Zinnkraut 15 g, Brennesseln 10 g, (im Frühjahr gesammelt am besten), Vogelknöterich (Wegtritt) 8 g und Johanniskraut 6 g. Dieses Quantum reicht für eine Person ca. 3 Wochen! Eine Prise (Menge zwischen Daumen und zwei Fingern) in einer Tasse heißem Wasser 10 Minuten ziehen lassen, dann abseihen und an den Teesatz nochmals zwei Tassen heißes Wasser geben und 10 Minuten kochen, nachher abseihen und zusammenschütten.

Viele werden fragen: Ja warum wird denn der Nierentee so zubereitet? Im Nierentee sind 5 Stoffe, die nicht gekocht werden dürfen, da sie beim Kochen zerstört würden. Dann ist noch ein sechster Stoff (Kieselsäure) enthalten, den wir nur bekommen, wenn man den Teesatz 10 Minuten kocht.

Nierentee darf nur drei Wochen lang getrunken werden. In der Früh' nüchtern, vor dem Mittagessen und abends vor dem Schlafengehen je eine halbe Tasse kalt trinken.

Während dieser Zeit keine Fleischsuppe, kein Rindfleisch und kein Schweinefleisch essen!

Storchenschnabelkrauttee (Geranium robertianum)

Pro Tag eine Tasse schluckweise kalt trinken. Eine Prise 10 Minuten in einer Tasse heißem Wasser ziehen lassen.

Teelieferanten

In Österreich:

Reformhaus Nesensohn, Josef; Kirchgasse 12, A-6700 Bludenz.
Hofsteigapotheke, Mag. pharm. Rainer Wolf, A-6922 Wolfurt, Lauteracherstr. 1.
Bären-Drogerie, Maria-Theresien-Straße 42, A-6020 Innsbruck.

In der Schweiz:

Kräuterstube Bruno Vonarburg – Galerie Hecht, CH-9053 Teufen.
Dr. h.c. Alfred Vogel, Biol. Heilmittel GmbH., CH-9053 Teufen.
Drogerie Zumsteg, CH-5300 Turgi/AG.
Reformhaus Ernst Ruckstuhl; Dahliastraße 18, CH-7001 Chur.

In Deutschland:

Enderle-Apotheke, (Bernd Wassner); 6834 Ketsch/Rhein.
Gebhard-Drogerie (Konrad Würthle), Gebhardplatz 5, 7750 Konstanz; Lager mit ca. 350 Teesorten.

Josefs-Drogerie, (K. Schöllhorn); Schmiedstraße, 7988 Wangen/ Allgäu.

Kotten, Am Klosterdiek (Biologisch organischer Versuchshof); Postfach 26, 4280 Broken 2-Burlo.

Weiling – für gesundes Leben; Bleichgraben 12, 4420 Coesfeld.

Naturwaren GmbH, Marktapotheke; Dr. rer.nat. Theiss, Marktplatz 12, 6650 Homburg/Saar.

Sicherer'sche Apotheke; Am Markt, 7100 Heilbronn, Tel. 0 71 31/8 90 71.

Wörishofer Kräuterhaus; Zülpicher Straße 29, 500 Köln 1.

Natürlich auch erhältlich in anderen Apotheken, Drogerien und Reformhäusern.

Wichtige Hinweise und Erläuterungen

Salbeitee halte ich für den wichtigsten Tee aller Tees; er sollte das ganze Leben lang getrunken werden. Nicht umsonst schrieb einmal ein römischer Wissenschaftler: »Wieso noch sterben, da es Salbei gibt im Garten.« Damit meint er natürlich wieso früh sterben!

Nierentee: Dieser Tee sollte bei jeder Krankheit drei Wochen lang getrunken werden, hauptsächlich bei jeder Entzündung und vor Operationen. Zur Vorbeugung kann diese dreiwöchige Nierenteekur drei bis viermal im Jahr gemacht werden, jedoch mit Unterbrechungen von mindestens zwei Wochen!

Bei meiner Nierenteemischung kann man auch gewöhnlichen Blasen- und Nierentee verwenden, aber die Zubereitung muß nach meinem Rezept erfolgen.

Storchenschnabelkrauttee (Geranium robertianum) ist bei allen Krebsarten unbedingt notwendig, ganz besonders, wenn man schon bestrahlt wurde, denn er enthält etwas Radium.

Eine Prise grob geschnitten = was man mit drei Fingern halten kann, feingeschnitten = ½ Eßlöffel voll.

7 Warum sind Krankheiten trotz richtiger Diagnose und richtiger Behandlung oft nicht heilbar?

Am 24. April 1944 kaufte ich ein Buch, herausgegeben von Dr. med. Otto Wirz, *Der Krankheitsbefund (Diagnose) aus der Regenbogenhaut der Augen;* Karl Rohm Verlag, Lorch/Württemberg.

In diesem Buch habe ich gefunden, warum oft kranke Leute bei richtiger Diagnose und auch richtiger Behandlung 10, 20, 30, 40 und mehr Jahre nicht geheilt werden konnten. Dr. Wirz schreibt unter anderem, daß das viel gegen Motten und Schaben angewendete Naphthalin und der künstlich hergestellte Kampfer Arsenik enthalten (durch Analyse festgestellt) und durch Einatmen des Dunstes desselben die vielfachsten Krankheiten hervorgerufen werden. Weiter schreibt er: »Dieses Gift ist der schlimmste Mörder der Menschheit, seine Merkmale schwinden niemals völlig aus der Iris, ein Zeichen, daß diese Vergiftung nahezu unheilbar ist.«

Nun, noch einen kleinen Ausschnitt aus demselben Buch von Dr. Wirz: »Aus Chicago wurde in einer Zeitung folgender Bericht gemeldet: ›Sechs Brüder hatten nach und nach in ein und demselben Bett gelegen und alle waren in kurzer Zeit nacheinander gestorben, die einzige Schwester, die ihnen die Haushaltung geführt hatte, wurde wegen Giftmordverdacht festgenommen, sie saß schon eindreiviertel Jahr im Gefängnis. Man hatte zwar Arsenik in den Leichen nachweisen können, aber nicht in der Menge, daß man hätte sagen können, es liege Giftmord vor. Da ließ der Anwalt der Schwester das Innere der Bettmatratzen, auf welcher die Verstorbenen gelegen, untersuchen, und man fand darin eine Menge Arsenik, welches die Fabrik gegen die Motten hineingetan hatte. Durch das Einatmen des Giftgases war der schnelle Tod aller Brüder erfolgt; die Schwester wurde augenblicklich aus dem Gefängnis entlassen.‹«

Aus meinen langjährigen Erfahrungen kann ich noch viel mehr berichten und bin überzeugt, daß man kaum eine Krankheit heilen kann, wo dieses Gift wie z. B. Naphthalin, Kampfer (künstlich), DDT, Fliegenspray, Luftreiniger im WC usw. in einer Wohnung vorhanden sind.

Einige Beispiele
aus tausendfacher Erfahrung

Die Frau eines Rechtsanwalts (Alice B., geb. 29.11.1885) kam 1944 zu mir und bat mich um eine Untersuchung. Durch Augendiagnose stellte ich fest, daß sie sehr schwer hautkrank war. Sie sagte dann: »Ja, deswegen komme ich zu Ihnen, denn dieses Leiden habe ich schon 42 Jahre.« In dieser Zeit habe sie mehr als 200 Ärzte konsultiert, darunter waren mehr als 100 Hautärzte, aber bis jetzt habe sie noch keine einzige Minute eine Besserung gehabt. Ich untersuchte dann noch genauer und stellte fest, daß alles eine außergewöhnliche Vergiftung durch Naphthalin war und sie durch das Einatmen dieses Giftgases bei bester Behandlung einfach nicht gesund werden konnte. Diese Frau sagte dann zu mir, die Diagnose stimme jetzt nicht mehr, denn sie habe absolut kein Naphthalin in der Wohnung. Ich sagte dann zu ihr: »Wetten wir 300 Mark, daß Sie Naphthalin in der Wohnung haben?« Darauf meinte sie, diese Wette würde ich verlieren. Ich antwortete darauf: »Nicht ich, sondern Sie.« Die Frau sagte weiter, sie sei ganz allein in ihrer Wohnung, der Mann sei gestorben und die Kinder wären verheiratet und da werde sie schon wissen, ob sie Naphthalin in der Wohnung habe oder nicht. Nun, ich gab ihr wieder zur Antwort: »Aber ich weiß es trotzdem, denn in den Augen war es so deutlich zu sehen wie fotografiert.« Ich wollte ihr dann einen Tee zum Trinken geben und einen, um die kranke Haut zu waschen. Die Frau nahm ihn aber nicht an und meinte, den Tee könne ich selbst trinken, und zu der Frau, die mit ihr kam, sagte sie: »Komm nur, wir gehen« und meinte dann, »bin halt wieder einmal umsonst gegangen.« Bevor sie gingen, sagte ich zu der Frau: »Morgen komme ich dann zu Ihnen, und dann werden Sie sehen, daß ich Naphthalin finden werde.« Sie darauf: »Da brauchen Sie nicht zu kommen, denn das wäre umsonst.«
Am andern Tag in der Frühe ging ich aber doch hin, und als die

Frau aufmachte und ich sie freundlich grüßte, sagte sie gleich: »Und nun kommen Sie doch, ich habe Ihnen ja gesagt, daß Sie vergebens kommen.« Ich dann zu ihr: »Es ist doch gleichgültig, aber ich komme ja jetzt aus zweierlei Gründen.« Und sie dann: »Und das wäre?« »Erstens komme ich, um Ihnen zu helfen, und zweitens möchte ich mich jetzt überzeugen, ob ich im Diagnosestellen so schlecht bin, und weil ich es mit Ihnen ja so gut meine, so lassen Sie mich doch in Ihre Wohnung, denn ich bringe Ihnen ja nichts durcheinander.« Daraufhin ließ sie mich eintreten. Ich war kaum im Vorzimmer, da sagte ich zu der Frau: »Wollen wir jetzt nicht 1.000 Mark wetten?« Sie schaute mich groß an, und ich sagte dann, die Wette sei nicht einmal gültig, weil ich das Naphthalin schon röche, und ich fand es auch. Die Frau hatte einen großen geschmiedeten Kerzenleuchter, und da steckte eine Kerze darauf, ungefähr so groß wie eine Literflasche, und diese Kerze war nur eine Attrappe aus Naphthalin. Nun sagte ich zu der Frau: »Und was sagen Sie jetzt?« Sie meinte dann, sie hätte doch verspielt und wurde sehr freundlich. Sie erklärte mir dann, daß sie diese Kerze vor vielen Jahren in England bekommen habe, sie sei damals über einen Meter hoch gewesen und habe einen Durchmesser von 10 bis 15 Zentimeter gehabt. Sie erhielt diese Kerze mit der Bemerkung, daß es eine schöne Zier in der Wohnung sei und sie nachher nie mehr etwas gegen die Motten und Schaben zu tun brauche. In ihrer Wohnung hatte es gestunken wie in einer Giftkammer nach Naphthalin. Nach dieser Feststellung wurde die Kerze weggeschafft und die Wohnung mit Duftharz (es kann auch »Weihrauch« sein) ausgeräuchert. Sie nahm dann meinen Rat an, trank den Tee und wusch die kranken Stellen ebenfalls mit Tee. Vierzehn Tage später war die Hautkrankheit geheilt.

Meine lieben Leser, ist das nicht ein Beweis, daß man dort, wo dieses Gift in einer Wohnung ist, erst helfen kann, wenn dieses restlos entfernt und mit Duftharzrauch ausgeräuchert worden ist?

Ein anderes Beispiel: Ich war im Mai 1965 im Kurheim »Maria vom Sieg« in Wigratzbad, da kam eine Frau zu mir und fragte mich, ob da noch etwas zu machen wäre? Ihre zwölfjährige Tochter sei erblindet, und der Augenarzt habe ihr gesagt, daß es sich um eine Sehnervlähmung handle und keine Operation helfe, keine Behandlung und auch keine Brille. Da die Frau aber die

Tochter nicht mitbrachte, machte ich bei der Mutter eine Augendiagnose und stellte fest, daß sie sehr viel Naphthalin in ihrer Wohnung haben müsse. Darum konnte man bis jetzt ihrer Tochter nicht helfen. Sie sagte darauf, daß sie in jeder Schublade im ganzen Haus dieses Gift habe. Ich gab ihr dann an, was in diesem Fall zu tun sei und versicherte ihr, daß nach genauer Befolgung meiner Anweisung und nach Entfernung des Naphthalins ihre Tochter nach drei Wochen wieder normal sehen könne.

Drei Wochen später war ich wieder in Wigratzbad. Da kam diese Frau und berichtete mir, daß ihre Tochter wieder ganz normal und ohne Brille sehe wie früher. Ihr könnt Euch vorstellen, wie ich mich freute, und die glücklichen Augen dieser Mutter waren für mich ein Erlebnis.

Ich sagte zu ihr: »Jetzt gehen Sie aber gleich zum Augenarzt mit Ihrer Tochter. Geben Sie ihm bekannt, daß Ihre Tochter, wenn man dieses Gift nicht entfernt hätte, wirklich nie mehr hätte sehen können und geben Sie ihm auch mein Rezept, damit er auch anderen Patienten, die das Ähnliche haben, helfen kann.« Wie Sehnervlähmungen und auch andere gelähmte Glieder oft geheilt werden können, sehen Sie unter Lähmungen, oft heilbar durch Atemgymnastik.

Ein dritter und krasser Fall: Eine Frau aus Hamburg, die hier in Bludenz einige Zeit wohnte, kam zu mir mit einer schweren Hautkrankheit und bat mich um einen guten Rat. Sie sagte, daß sie schon drei Jahre große und viele Wasserblasen habe, und zwar, fünf Tage am rechten Schenkel, fünf Tage am linken Schenkel, fünf Tage am Bauch bis zum Hals, fünf Tage am Rücken und an den Armen auf der rückwärtigen Seite, dann wieder am rechten Schenkel usw. Also regelmäßig wie eine Uhr. Sie sagte, drei Tage habe sie nur kleine Wimmerle (Akne) gehabt, am vierten Tag diese großen Wasserblasen (immer 80 Stück und darüber). Wenn sie dann zum Platzen voll waren, mußte sie alle zerdrücken, weil sie es vor lauter Beißen nicht mehr aushielt. Am fünften Tag war dann alles wieder geheilt, sagte sie, aber am andern Tag fing alles wieder von vorne an. Daraufhin fragte ich sie, warum sie denn nie zu einem Arzt ginge. Sie erklärte mir dann, sie wäre aus Hamburg und sei nur auf Homöopathie und Naturheilkunde eingestellt, und zu einem anderen Arzt gehe sie nicht. Aber warum denn nicht, fragte ich sie und tröstete sie mit den Worten: »Unsere Ärzte sind aber doch auch gut.«Aber es nützte nichts. Die Frau sagte dann, Herr Polizeimeister Mähr habe ihr von meinen Heilerfolgen erzählt und mich bestens empfohlen, und darum bat sie mich, ihr zu helfen. Ich machte dann eine Augendiagnose und stellte fest, daß alles nur eine Naphthalinvergiftung war.

Als ich das zu der Frau sagte, kamen ihr die Tränen in die Augen und sie sagte: »So, jetzt werde ich gesund« und ich darauf: »Ja, warum glauben Sie jetzt, daß Sie gesund werden?« Die Antwort der Frau war: »Mein Vater ist Apotheker in einer homöopathischen Apotheke, und da hat er gesagt: »Wenn ich in der Wohnung Naphthalin, Kampfer, DDT oder dergleichen gegen Motten und Schaben finde, dann sind wir geschiedene Leute, denn das ist vorsätzliche Tötung.« Später habe sie dann geheiratet und durch einen Bombenangriff in einer Nacht alles, was sie hatten, verloren. Nun habe sie wieder etwas zusammengerafft, und damit ja nirgends Motten und Schaben in die Kleider kommen sollten, habe sie überall Naphthalin dazugegeben, und das Vaterwort habe sie vergessen. Das ganze Gift wurde nach meiner Unterredung entfernt und die Wohnung 14 Tage jeden Tag einmal mit Duftharz ausgeräuchert. Die Frau trank Nierentee, wie ich ihr angegeben hatte, und mit einem anderen Tee machte sie Waschungen. Nach drei Wochen war sie gesund.

8 Viele scheinbar unheilbare Krankheiten sind heilbar

Soviel ich weiß, gibt es mehr als 10.000 Hautkrankheiten und keinen Arzt, der sie alle kennt. Oft unheilbar, weil man nicht weiß, was für eine Krankheit der Patient hat, ob hautkrank, oder sonst irgend etwas anderes. Nun gut, ob man es kennt oder nicht, sollte man immer, wie bei allen anderen Krankheiten, am Anfang drei Wochen lang Nierentee trinken und Salbeitee sowieso das ganze Leben lang. Wenn der Blutdruck hoch genug ist, dann nimmt man noch zur Blutreinigung dreimal am Tag je einen Teelöffel voll Bierhefe oder Bäckerhefe. Die Haut wasche man mit Salbeitee, den man 10 Minuten in heißem Wasser ziehen läßt. Noch besser sind die Salbeistengel, die man aber 3 Minuten kochen muß. Wichtig ist, daß man zum Waschen immer vier Tücher verwendet.

Man macht also soviel Tee, daß vier Waschlappen oder andere Tücher naß werden, dann wäscht man mit einem Tuch, dreht es um und wäscht wieder, legt dieses infizierte Tuch auf die Seite, wäscht die Hände im warmen Wasser mit Seife (weil die Hände durch die erste Waschung auch infiziert sind) und nimmt dann mit reinen Händen das zweite Tuch oder den Waschlappen und wäscht wie vorher, wäscht wieder die Hände und nimmt abermals mit reinen Händen das dritte Tuch bzw. den Waschlappen und wäscht wieder wie zuvor. Nochmals die Hände waschen, bevor man die vierte Waschung macht. Nach der letzten Waschung nicht abtrocknen!

Wenn die Haut dann trocken ist, unbedingt frische Unterwäsche sowie frisches Nachthemd anziehen und Bettwäsche wechseln. Bei dieser Waschung ist das erste Tuch stark infiziert, das zweite weniger, das dritte noch weniger und das vierte kaum mehr. Das gleiche kann man auch mit Zinnkrautabsud machen. Zinnkraut 10 bis 15 Minuten lang kochen. Oft ist es gut, wenn man den einen Tag mit Salbeitee, den anderen Tag mit Zinnkrautabsud die Waschungen macht. Diese Waschungen können täglich auch zweimal gemacht werden, aber dann auch zweimal frische Unterwäsche anziehen.

Vier Waschlappen oder Tücher braucht man z. B. für eine Fläche eines Armes. Sollte man an beiden Armen hautkrank sein, dann braucht man also schon acht Lappen oder Tücher. Hat man an mehreren Stellen des Körpers dasselbe, dann braucht man eben auch mehr Lappen oder Tücher manchmal bis zu 28.

Bei Kopfschuppen oder anderen Kopfhauterkrankungen leert eine andere Person (so es möglich ist) dem Patienten etwas Tee auf den Kopf und wäscht mit den Händen. Nach kurzer Zeit leert man wieder nach und so etwa zehnmal. Zuletzt nur leicht abtrocknen. Die Waschungen können mit warmem und auch mit kaltem Tee gemacht werden.

Feuchte Schuppen kann man oft mit Kohlblätterwickeln (nach dem Büchlein *Von der wunderbaren Heilwirkung des Kohlblattes* von Camille Droz) überraschend schnell heilen. Von den Kohlarten ist der Wirsing in diesem Falle der beste. Die Blätter müssen gut, fest und warm eingewickelt werden. Wenn die Blätter nicht fest am Körper sitzen, dann fühlt sich der Patient nicht wohl! Die Blätter müssen mit einer Flasche solange gewalkt werden, bis die Rippen glatt sind. Die Kohlblätter haben zweifache Wirkung, wenn man zugleich Nierentee trinkt.

Auch viele andere Krankheiten kann man mit Kohlblätterwickeln heilen. Z. B. hatte eine 23jährige Frau eine tuberkulöse Rippenfellentzündung mit 41° Fieber. Von den Ärzten erwartete sie keine Besserung mehr. So gab ich ihr an, Kohlblätterwickel zu machen und über Nacht dort zu lassen. In der Früh nahm man die Kohlblätter ab, die vollständig schwarz und schmierig waren und gestunken haben wie die Pest. Nach einer Warmwasser-Waschung wurde der Kohlwickel erneuert usw. alle 12 Stunden. Wie ich ihr voraussagte, bekam sie schon nach dem ersten Wickel einen geschlossenen Ausschlag 20 × 20 cm. Am vierten Tag kam die Mutter und war entsetzt über den starken Ausschlag und fragte, ob man denn die Wickel weitermachen dürfe. Ich sagte dann, jetzt aufzuhören, wäre falsch, dann käme die Krankheit wieder zurück, denn der Ausschlag ist ja die Reaktion. Nach drei Wochen war ihre Haut wieder völlig geheilt und rein.

9 Gibt es Einbildungskranke?

Meiner Ansicht nach ja, aber von 100 vermeintlichen Einbildungs-
kranken bestimmt nur ein einziger und nicht, wie viele meinen,
daß 50 Prozent aller Patienten nur einbildungskrank seien. Sogar
manche Ärzte glauben das. Was aber ein Patient, der wirklich
krank ist und darauf angesprochen wird, mitmachen muß, wird
Ihnen folgender Bericht klar erläutern.

Ich mußte acht Jahre lang alles erbrechen, was ich gegessen oder
getrunken hatte. Hatte ich gegessen, bekam ich Schmerzen zum
Wahnsinnigwerden, hatte ich nichts gegessen, glaubte ich, ich
müßte verhungern. Gebrochen hatte ich meistens um Mitternacht.
Ich lag dann im Spital, da meinte der Chefarzt, der mich durch-
leuchtet hatte, daß ich viele Gallensteine hätte, was ich absolut
nicht glaubte, und ich bat ihn, mir den Magen zu operieren anstatt
die Galle. Der Chefarzt meinte, er habe recht und operierte mich
an der Galle. Aber Steine hätte ich keine, sondern die Gallenblase
sei geknickt gewesen, sagte er mir nach der Operation, und
deshalb habe er sie entfernt. Nach der Operation war der Zustand
noch schlechter, denn der Magen war durch eine frühere Bauch-
wandbruchoperation zugewachsen. Nach zwei Jahren wurde ich
dann an Magenkrebs operiert, weil der Röntgenarzt so diagnosti-
ziert hatte. Nun, ich hatte aber keinen Krebs, denn der Magen
war, wie schon erwähnt, durch eine frühere Operation zugewachsen. Der Operateur untersuchte mir dann die Gedärme und fand
auch hier nichts, und ich war dann eben der Einbildungskranke.
Durch die Darmuntersuchung gab es eine Darmverlagerung, so
daß mir nach wieder zwei Jahren ein Stück gesunder, absteigender
Dickdarm entfernt werden mußte.
   Nach weiteren zwei Jahren hielt ich es einfach nicht mehr aus.
Ich mußte wieder ins Spital. Also sind inzwischen acht Jahre
vergangen, und ich war nie schmerzfrei, immer noch erbrach ich

alles. Und nun, passen Sie gut auf, was mir hier passiert ist. Ich lag schon bereits vierzehn Tage mit den größten Schmerzen im Bett; um Mitternacht war wie immer alles erbrochen und in der Früh Mund und Zunge meistens voll Blut, weil das Erbrochene so scharf war wie Sprit, und dadurch konnte ich nicht sprechen. Jeden Morgen kamen dann zwei Assistenzärzte mit dem Spott: »Guten Morgen, Heilpraktiker, anderen hilft er, aber selber kann er sich nicht helfen.« Ich konnte keine Antwort geben, weil ich einfach zu große Schmerzen im Mund hatte. Da ich aber doch einmal sprechen wollte, habe ich einmal einen ganzen Tag nichts gegessen. Am anderen Tag kamen diese zwei Ärzte wieder mit dem gleichen Gespött, aber da gab ich ihnen die richtige Antwort. Ich sagte zu ihnen: »Sie reden wie kleine Kinder ohne Verstand«, darauf der eine Arzt: »Was sagen Sie?« Und ich: »Ja wie kleine Kinder.« Der Arzt wieder: »Was, noch wiederholen?« »Ja, noch hundertmal, denn schauen Sie auf's Kruzifix hinauf, zu Christus am Kreuz hat man schon vor mehr als 1900 Jahren dasselbe gesagt, und Ihr plappert das nach wie kleine Kinder. Das, was ich habe, ist so einfach, daß man weder Arzt noch Heilpraktiker sein muß, um festzustellen, was mir fehlt. Wenn nichts mehr durchgeht, dann ist eben der Magen zugewachsen, und da kann man nur operieren.« Die Ärzte dazu: »Sie haben ja keinen Magen mehr, denn sie sind ja schon am Magen operiert worden.« Ich darauf: »Aber nur auf dem Papier.« Nun, die Ärzte meinten dann: »Der Patient wird ja oft angelogen, aber wir haben den Bericht von der Krankenkasse.« Ich versicherte ihnen dann nochmals, daß ich den Magen noch genauso habe wie sie. »Aber ich weiß genau, was ihr von mir denkt, nämlich, daß ich mir die Krankheit nur einbilde, denn ein Vertrauensarzt hat schon einmal zu mir gesagt, ich solle mir einbilden, ich sei gesund, und dann wäre ich es auch. Ich gab diesem dann zur Antwort: Die Selbstsuggestion hat aber auch ihre Grenzen, denn wenn man einem eine Hand amputiert, kann er es sich tausendmal einbilden, er habe sie noch; wenn er aber auf den Arm schaut, stimmt es nicht, und genauso ist es, wenn jemand wirklich krank ist.« Ich fragte diese zwei Ärzte, ob sie wüßten, wieviel Blutsenkung ein Einbildungskranker habe, worauf ich keine Antwort erhielt. Ich sagte dann zu ihnen: »Null bis drei, da er sonst ja gesund ist, aber ich habe 84, und jetzt möchte ich Sie fragen, warum man denn eine Blutsenkung macht, wenn man doch nichts daraus entnehmen kann.« Ich erklärte ihnen dann, wie man Einbildungskranke behandelt, worauf sie ganz erstaunt waren. Auf alle Fälle nie mit Verspotten. Am Schluß dieses Gesprächs waren sie dann sehr freundlich, gestanden ihre Fehler ein und meinten noch dazu, daß sie durch dieses Gespräch eigentlich viel gelernt hätten, und berichteten alles dem Chefarzt, der mir gut gesinnt war. Dieser ließ mich durchleuchten. Ergebnis: Ich hatte den Magen noch und wurde daraufhin operiert. Der Magen wurde entfernt, denn er war eben zugewachsen, wie ich ihnen versichert hatte. Nach der Operation kamen neun Ärzte zu mir, und da erklärte mir der Chefarzt: »Herr Breuß, was haben Sie in diesen Jahren alles mitgemacht? Sie allein haben recht gehabt.« Dieses Eingeständnis hat mich sehr gefreut. Das war im Jahre 1956.

Dieses habe ich nur für die Ärzte geschrieben, damit sie an diesem Beispiel ersehen können, was ein Mensch alles mitmachen muß, wenn die Diagnose nicht stimmt und man dann noch meint, man bilde sich die Krankheit nur ein. Dazu kommt dann der seelische Schmerz, wenn man merkt, wie einen die Mitmenschen nur schräg anschauen und außer diesem noch der materielle Schaden, den man dadurch erleidet und die unnötigen großen Kosten für die Krankenkasse.

Euch, sehr geehrte Herren Ärzte, kann ich nur raten, es gut zu überlegen, bevor man einen Patienten für einbildungskrank hält, denn es geht ja immer um das Schicksal eines Menschen. Einbildungskrank zu sein, ist auch eine Krankheit. Ich hoffe nun, daß ich mit meinen Ausführungen niemanden beleidigt habe, denn fehlen kann jeder Mensch. Unfehlbar ist niemand auf der Welt, und was einem bestimmt ist, ist eben bestimmt.

10 Einzelne Krankheiten, Beschwerden und Gefahren

Angina

Gegen Angina (Schluckschmerzen) gurgelt man mit Salbeitee im Wechsel mit Bibernelltee. Mit dem ersten Löffel voll gurgeln und ausspucken, mit dem zweiten Löffel macht man das gleiche und mit dem dritten Eßlöffel ebenso gurgeln und schlucken (wie bei Diphtherie). Den Salbei in diesem Fall zehn Minuten in heißem Wasser ziehen lassen. Bibernell: Ein Teelöffel voll in ¼ Liter Wasser drei Minuten lang kochen.

Am wirksamsten sind Kartoffelwickel um den Hals. Man koche drei hühnereigroße Kartoffeln im Wasser, bis sie weich sind, dann lege man sie auf ein Tuch, rollt sie ein und zerdrückt sie. Dieses gibt man dann so heiß als möglich um den Hals, bindet einen Schal darüber, setzt eine wollene Mütze auf und liegt, gut zugedeckt, auf dem Rücken im Bett. Wichtig ist, daß die Achseln gut zugedeckt und die Arme unter der Decke sind. Diesen Kartoffelwickel läßt man ein bis zwei Stunden dort – sollte man dabei einschlafen, dann bis zum Erwachen.

Appetitlosigkeit

Bei Appetitlosigkeit kommt es vor, daß der Körper längere Zeit kaum eine Nahrung braucht, was oft bei Kindern der Fall ist. Dann ist es ganz verkehrt, wenn man mit Widerwillen ißt, oder gar ein Kind zum Essen zwingt. Der Appetit kommt dann meistens von selbst. Wenn man einem solchen Kind oder auch Erwachsenen acht Tage ein bis drei Tassen Mutterntee gibt, dann fehlt es kaum mehr an dem Appetit. Pfarrer Kneipp sagt: »Hast Du Hunger, dann iß. Hast Du Durst, dann trinke.« Also, wenn man keinen Appetit hat, dann ißt man auch nichts. Es gibt Leute, bei denen der Pfortaderkreis die Speisen restlos in den Körper aufnimmt, und die dadurch nicht viel zu essen brauchen. Bei Geisteskranken fehlt es stark am Pfortaderkreis, und darum haben sie einen übermäßigen Appetit. Der Pfortaderkreis hat die Aufgabe, die Nahrung aus Magen und Darm in den Körper aufzunehmen. Den Pfortaderkreis könnte man vergleichen mit den Saugwürzelchen von einem Baum.

Arterienverkalkung

Gegen Arterienverkalkung trinkt man, schluckweise und kalt, ein bis zwei Tassen Schafgarbentee pro Tag. Ein bis zwei Prisen Schafgarben in ein bis zwei Tassen heißem Wasser ziehen lassen. Außer diesem nimmt man dreimal am Tag je einen Teelöffel voll Bierhefe oder Backhefe. Bierhefe ist besser als Backhefe. Nebenbei bemerkt, ist Hefe auch eines der besten Mittel für eine Blutreinigung. Auch Knoblauch ist ein gutes Mittel gegen Arterienverkalkung.

Bemerkung: Alle diese Mittel gegen Arterienverkalkung dürfen nur genommen werden, wenn der Blutdruck nicht zu niedrig ist, da alle diese Mittel den Blutdruck etwas senken.

Wie man mit Leuten umgehen soll, die Arterienverkalkung im Gehirn haben

Oft hört man Leute klagen, was sie alles mit ihrem Vater, ihrer Mutter usw. mitmachen müssen, wenn sie dieses Leiden haben. Nun, es ist gar nicht schwer, mit ihnen fertig zu werden, denn man gibt ihnen einfach immer recht. Wenn z. B. der Vater sagt: »Heute gehen wir in den Wald, um Holz zu fällen oder zu holen«, auch wenn es gerade Sonntag ist, so gibt man ihm recht, indem man ihm sagt: »Ja, Vater, du hast recht, wir werden gleich alles vorbereiten.« Ich kann Ihnen versichern, liebe Leser, daß er dann zufrieden ist; im nächsten Augenblick weiß er bestimmt schon nichts mehr davon. Auf diese Weise gibt es keinen Ärger. Wenn man aber dagegenreden würde, dann ginge ihm dieses nicht aus dem Kopf und er würde eventuell ganz rebellisch werden. Laut meinen Beobachtungen ist es besser, wenn man diesen Menschen immer recht gibt.

Arthritis

Arthritis gibt es meist nur dort, wo Gift in der Wohnung ist, z. B. Mottenzeug, Naphthalin, Kampfer usw.; also muß zuerst dieses Gift entfernt werden. Die Behandlung ist dann dieselbe wie bei Rheuma. Wenn es in den Knien fehlt, dann empfiehlt es sich, öfters am Tag mit steifen Beinen – also ohne Abbiegen der Knie – abwechselnd von einem Bein auf das andere fest auftreten. Fehlt es in den Handgelenken, schiebt man diese förmlich stoßweise, ebenfalls öfters am Tag, in den Unterarm hinein. Zu empfehlen noch eine dreiwöchige Gemüsesaftkur, siehe Seite 177.

Arthrose

Bei Arthrose ist die Behandlung dieselbe wie bei Arthritis. Ein bis zwei Eßlöffel voll, in warmem Wasser aufgelösten, Löwenzahnsaft, täglich eingenommen, ist zusätzlich noch sehr wirksam.

Aufstoßen (siehe Schluckaufkrankheit)

Ausfluß (weißer, gelber und brauner)

Gegen den weißen Ausfluß trinkt man stündlich ein kleines Schlückchen Tee von der weißen Taubnessel, bis alles wieder in Ordnung ist.

Eine kleine Prise Taubnesseln 10 Minuten in einer Tasse heißem Wasser ziehen lassen.

Gegen den gelben und braunen Ausfluß trinkt man stündlich ein kleines Schlückchen Silber- und Frauenmänteletee mit einer kleinen Prise gelber oder weißer Taubnesseln. Den Tee kalt trinken.

Eine Prise Silber- und Frauenmäntele gemischt und extra eine kleine Prise Taubnesseln in eine Tasse heißes Wasser geben und 10 Minuten ziehen lassen.

Eine kleine Prise Taubnesseln gibt man immer extra dazu, weil Taubnesseln immer gleich viel dabei sein sollten. Wenn man sie mit den Silber- und Frauenmäntele gleich mischen würde, dann wären nicht immer gleich viel dabei, weil diese klein sind. Es sollten 20 bis 30 Blüten sein.

Mehr als eine Tasse pro Tag würde eher schaden als nützen!

Bandscheibenschäden

Noch vor etlichen Jahren habe ich alle mit dieser Krankheit zu Dr. S. geschickt, den ich für den besten Chiropraktiker hielt; er hat mich auch nie enttäuscht. Dieser Arzt ist dann weggezogen; so war ich gezwungen, alle zu einem anderen Arzt zu schicken. Da ich unbedingt daran glaubte, Patienten mit Bandscheibenschäden schmerzlos behandeln zu können, habe ich zehn Jahre lang jeden Tag die Wirbelsäule studiert, und zwar mit Hilfe mehrer Bücher, bis ich das Rätsel fand, dies aber nie ausprobierte, bis zwei Patienten (eine Schuldirektorsfrau und eine Advokatenfrau), die ich zum Chiropraktiker geschickt hatte, weinend zu mir kamen und mir ihr Leid klagten. Die eine Frau sagte zu mir: »Ich bin dreimal hingegangen, aber lieber auf der Stelle sterben, als nochmals hingehen; es war so furchtbar schmerzhaft.« Die andere Frau erwiderte aber: »Gerade zum Sterben ist es nicht, aber ich bin zwölfmal hingegangen ohne jeden Erfolg.« Nun, in dieser Lage wußte ich nicht mehr, was ich tun sollte, und da gab ich ihnen bekannt, daß ich nun schon zehn Jahre diese Bandscheibenkrankheiten studiert hatte und glaube, daß ich es herausbekommen habe, wie man sie schmerzlos behandeln könnte. Mit ihrer Zustimmung wolle ich es bei ihnen versuchen. Beide waren gleich bereit und meinten dabei: »Mehr als nichts nützen kann es auch nicht.« Ich sagte dann aber noch zu ihnen, daß sie meine Versuchspersonen seien, und ich ging noch mit großer Hemmung vor. Aber mein Erfolg war vollkommen, denn beiden hatte ich in einigen Minuten und ganz schmerzlos geholfen. Sie gingen gesund heim. Seit dieser Zeit habe ich schon weit über 5 700 Patienten mit Bandscheibenleiden, die beim Chiropraktiker keinen Erfolg hatten, geholfen, und das bei allen ganz schmerzlos. Von hundert mußten nur einige noch ein zweites- oder drittes Mal kommen. Unter diesen vielen Patienten habe ich vielen hohen Herren und Damen mit diesem Leiden geholfen. Darunter waren hohe Gerichtsbeamte, ein Staatsanwalt, auch seine Mutter und Angestellte, Professoren, eine Notarsfrau, Ingenieure, viele Geistliche und schon mehr als 50 Klosterfrauen usw. Vor kurzer Zeit behandelte ich die Mutter eines Arztes, dem ich meine Methode gezeigt hatte; beide waren über diese Methode und meinen Erfolg ganz erstaunt, auch eine Arztfrau, die auch Chiropraktikerin war.

Ich glaube nicht, daß es verbrauchte Bandscheiben gibt, denn ich hatte eine Klosterfrau eingerenkt (sie war noch nicht 30 Jahre alt), bei der man an der ganzen Wirbelsäule mit Röntgenaufnahmen überhaupt keine Bandscheiben mehr finden konnte und man ihr gesagt hatte: »Da gibt es nur noch ein Gipsbett fürs ganze Leben.« Nun zu diesem Falle: Ich habe sie dreimal behandelt, das erste Mal am 9. Januar 1970, das zweite Mal drei Tage später und das dritte Mal wieder acht Tage später. Seither ist sie gesund, sie arbeitet in der Küche und ist jetzt schon einige Jahre in Kolumbien. Eine andere Klosterfrau (eine Jugoslawin), derzeit in Frankreich, hatte ich auch dreimal behandelt. Diese wurde an der Wirbelsäule operiert (hatte sechs bis acht künstliche Wirbel aus Silber). Sie war zweieinhalb Jahre lang im Gipsbett, und nun sollte sie für immer im Rollstuhl sein. Nach der ersten Behandlung hatte sie gleich darauf vor meinem Hause mit Kindern »Fangen« gespielt und dabei noch ein kleines Kind auf dem Arm gehabt. Ihre Schwester, Ingenieursfrau und Arztmutter, die bei mir im Zimmer war und dieses sah, kamen vor Freude die Tränen in die Augen. Ihr Schwager, Herr Ing. W. W., war auch hier und ebenfalls sehr gerührt. Das war vor Jahren. Nach einem Jahr war diese Klosterschwester mit ihrer Schwester und ihrem Schwager bei mir auf Besuch. Da hatte sie mir berichtet, daß sie seit damals gesund sei und keinerlei Beschwerden mehr habe. Dies war für mich eine große Freude.

Aus diesen meinen Erfahrungen möchte ich noch erklären, wie ich mir die Bandscheibenschäden vorstelle. Meiner Ansicht nach sind die Bandscheiben niemals verbraucht, sondern nur zusammengedrückt und ausgetrocknet. Man stelle sich z. B. einen Schwamm von 50 × 50 × 50 cm vor. Auf diesen Würfel lege man ein Gewicht mit etwa 50 kg. Diesen Schwamm würde es dadurch zu einer dünnen Platte zusammendrücken. Läßt man nun dieses Gewicht sechs Wochen darauf liegen und nimmt es dann weg, so würde dieser zusammengedrückte Schwamm eine dünne Platte bleiben. Wenn man aber auf diesen Schwamm Wasser gibt, so wird er wieder 50 cm hoch werden.

Ich mache es so ähnlich wie mit dem Schwamm. Ich strecke zuerst mit Gefühl und schmerzlos beim Kreuzbein die Wirbelsäule nach unten (2–5mal, je nach Stärke der Person), bis ich merke, wie sich die Wirbelsäule entspannt und sich streckt, und jetzt gebe ich Johannesöl darauf (Johanniskraut in Olivenöl angesetzt), das die Wirkung auf die Bandscheiben hat wie das Wasser auf den Schwamm. Das ist so, als entfernte man das Gewicht vom Schwamm. Durch dieses Strecken dringt das Öl zu den Bandscheiben, welche dann aufgehen wie der Schwamm nach Wasseraufguß. Und nun kann man den verschobenen Wirbel wieder ohne Schmerz in die richtige Lage bringen. Zu diesem Vorgehen möchte ich noch ein folgendes Beispiel geben: Wenn eine Kette gespannt ist, dann kann man kein Glied verschieben. Ist die Kette nicht mehr gespannt, dann kann man sie verschieben. Wenn nun die Bandscheiben durch das Öl ihre volle Stärke erhalten, so kann sich kein Wirbel mehr verschieben, und die Nerven sind nicht mehr eingeklemmt, und der Patient ist gesund. Ohne vorheriges Strekken ist Johannisöl wirkungslos.

Was werden nun die Ärzte und Chiropraktiker zu meiner Entdeckung und meinen Ausführungen sagen? Der eine wird sich freuen, eine Methode zu haben, wie man es schmerzlos und ohne Röntgenaufnahme machen kann, und der andere wird sagen, das geht zu schnell und zu billig. Nach meiner Ansicht sollte aber der Arzt für den Patienten da sein und nicht der Patient für den Arzt. Inzwischen habe ich ungefähr 100 Ärzten, Heilpraktikern und Masseuren aus dem In- und Ausland das schmerzlose Einrichten von Bandscheibenschäden gezeigt und weitergereicht.

Basedow (Kropf)

Diese Krankheit ist im Grunde genommen keine Schilddrüsenerkrankung. Die Ursache der Schilddrüsenvergrößerung und der Glotzaugen liegt im Trigeminusnervhammer. Dieser Hammer hämmert mit großer Geschwindigkeit auf den Trigeminusnerv. Dadurch werden sämtliche Drüsen gestört und hören zum Teil auf zu arbeiten; dafür übernimmt die Schilddrüse diese Arbeit, und darum vergrößert sie sich. Wenn eine basedowkranke Person auf drei Wochen von daheim weg ist (in Ferien usw.) und dabei jeden Tag Neues erlebt, so ist diese Schilddrüsenvergrößerung verschwunden. Ein sicheres Zeichen, daß es sich um eine reine Nervensache handelt. Wenn ein solcher Patient immer dasselbe und Eintöniges sieht, dann wird bei diesem der Trigeminusnervhammer krank. Wenn man einen Basedowkropf operiert, dann hat man dadurch den Ersatz für die anderen Drüsen entfernt, und diese Patienten sind dann mehr oder weniger immer krank. Statt zu operieren, sollte man diese Patienten so ähnlich behandeln wie bei Nervenschwäche, Kreislaufstörungen usw. Am wichtigsten ist die Atemgymnastik wie bei zu hohem Blutdruck (siehe Blutdruck). Auf alle Fälle darf kein Gift in der Wohnung sein. Siehe Seite 187, *Warum sind Kranke trotz richtiger Diagnose und richtiger Behandlung oft nicht heilbar?*

Bettnässen

Gegen dieses Leiden trinkt man schluckweise eine Tasse Schafgarbentee pro Tag. Eine Prise Schafgarben 10 Minuten in einer Tasse heißem Wasser ziehen lassen. Bei dieser Krankheit ist der Schließmuskel gefühllos. Schafgarbentee weckt das Gefühl. Oft ist es gut, wenn man Bettnässern ein Tuch um den Bauch bindet und dann auf der Rückseite einen großen Knopf macht, so daß der Patient nicht auf dem Rücken liegen kann. Nur in der Rückenlage geht das Wasser unbemerkt ab.

Blutarmut (Anämie)

Gegen Blutarmut trinkt man etwa 3 Tassen Brennesseltee pro Tag. Diesen schluckweise warm oder kalt trinken. Eine bis drei Prisen 10 Minuten in heißem Wasser ziehen lassen. Dann auch Brennesselspinat essen. Brennesseln haben bedeutend mehr Eisengehalt als der Gartenspinat. Wer nicht zuckerkrank ist, der sollte noch einmal am Tag einen schwachen Teelöffel voll Bienenhonig, aufgelöst in lauwarmer Milch, in Kaffee oder Tee, nehmen. Außer diesem sollte man ⅛ Liter Rote-Rüben-Saft (Randensaft) pro Tag zu sich nehmen. Noch besser ist es, wenn man etwa ¼ Liter Saft nimmt von meiner Mischung »Krebskur-total«. Wer will, kann auch mehr trinken. Immer vor dem Essen einige Eßlöffel voll nehmen. Dazu sollte man noch die Atemgymnastik machen, wie bei zu hohem Blutdruck. Durch das lange Ausatmen wird die Lunge ganz leer, und wenn man dann recht tief wieder Atem holt, dann kommt in den letzten Winkel der Lunge frischer Sauerstoff. Sauerstoff ist der Träger der roten Blutkörperchen.

Rezept zur Bluterneuerung, das auch bei Blutarmut (Anämie) zu empfehlen ist:

Man legt 81 Dörrbirnen in leichten Rotwein (Terlaner oder dergl.). Wein so viel, daß die Birnen bedeckt sind; läßt dies zehn Tage an der Wärme stehen (wenn möglich an der Sonne) und beginnt dann mit der Kur wie folgt:

Am ersten Tag ißt man in der Früh' eine Birne. Am zweiten Tag in der Früh' und mittags je ein Stück. Am dritten Tag in der Früh', mittags und abends je ein Stück. Am vierten Tag in der Früh' zwei, mittags und abends je 1 Stück. Am fünften Tag in der Früh' und mittags je zwei und abends 1 Stück. Am sechsten Tag dreimal je zwei Stück. Am siebten Tag in der Früh' drei, mittags und abends je zwei Stück. Am achten Tag in der Früh' und mittags je drei und abends zwei. Am neunten Tag in der Früh', mittags und abends je drei Stück.

Ab dem zehnten Tag wieder jeden Tag eine Birne weniger. Also am zehnten Tag wie am achten, am elften wie am siebten, am zwölften wie am sechsten usw. Dazu darf man immer nur soviel Wein trinken, daß die Birnen vom Wein bedeckt bleiben. Wein aber nur ab Mittag trinken, nicht in der Früh'.

Blutdruck zu hoch

Gegen zu hohen Blutdruck trinkt man schluckweise und kalt ein bis zwei Tassen Schafgarbentee pro Tag und nimmt daneben dreimal am Tag je einen Teelöffel voll Bierhefe oder Backhefe. Bierhefe ist vorzuziehen.

Außer diesem macht man auch noch Atemgymnastik. Durch die Nase tief einatmen, dann ausatmen mit folgenden Lauten: I, E, O, U, A und Sch. Bei Sch macht man eine laufende Hobelmaschine nach. Das gleiche kann man auch mit geschlossenem Munde machen, indem man durch die Nase das M summt. Etwa sieben Sekunden einatmen, sieben Sekunden singen bzw. ausatmen. Immer fünf bis zehn Minuten lang und je öfter am Tag, um so besser. Diese Atemgymnastik wirkt im Gehirn wie eine Massage am Körper. Durch das lange Ausatmen werden die Lungen ganz entleert, und damit kommt in den kleinsten Teil der Lungen wieder frischer Sauerstoff. Also zweierlei Wirkungen. Auch Knoblauch und Misteltee sind gegen zu hohen Blutdruck.

Abzuraten ist von Bohnenkaffe, Alkohol, besonders Rotwein, Kamillentee, Schweinefleisch und Sellerieknollensalat.

Blutdruck zu niedrig

Gegen zu niedrigen Blutdruck sollte man viel Sellerieknollensaft und viel Erdbeeren (Erdbeermarmelade) essen. Wenn es die Leber erlaubt, ist in diesem Falle der Bohnenkaffee angebracht und auch etwas Rotwein und so auch der Zwiebeltee. Zwei eigroße Zwiebeln mitsamt der Schale in einem Liter Wasser mit 100 g Kandiszucker 10 bis 15 Minuten lang kochen. Schluckweise kalt trinken. Außer diesem, dreimal am Tag je vor dem Essen, 15 Weißdorntropfen von Salus, Crataegan oder Crataegutt nehmen. Wenn am Daumen der linken Hand kein Nagelmond zu sehen ist, dann noch von 14 Uhr bis abends 3 bis 4 mal je 20 Baldriantropfen.

Auch hier ist die Atemgymnastik wie bei zu hohem Blutdruck zu empfehlen. Nicht zuviel arbeiten, aber nichts tun, wäre noch schlechter. Bei zu starker Schonung würde das Herz noch schwächer. Zu niedriger Blutdruck heißt soviel wie »zu schwaches Herz«.

Wie sein Blutdruck ist, kann jeder an den Fingernägeln der linken Hand ablesen. Das Herz – so man annehmen kann – ist ein großer Muskel, der wieder aus einem Haupt- und vier Nebenmuskeln besteht. Wenn also am Daumennagel nur ein kleiner oder sogar kein Nagelmond vorhanden ist, dann ist der Hauptmuskel zu schwach. In diesem Falle müßte man ab 15 Uhr bis abends 3–4mal je 30–40 (je nach Größe der Person) Baldriantropfen nehmen. Wenn an den übrigen Nägeln kein Mond zu sehen ist, dann sind die Nebenmuskeln zu schwach, und man müßte in diesem Falle dreimal am Tag (normal vor dem Essen) 20–30 Weißdorntropfen (Crataegan oder Crataegutt) einnehmen. Es sind dies ganz natürliche Mittel. Sollte an allen Nägeln kein Mond zu sehen sein, dann braucht man Baldrian und Weißdorntropfen. In diesem Falle noch zusätzlich ca. eine halbe Tasse Selleriesaft, verteilt auf den Vormittag schluckweise trinken. Wenn am Daumen ein normaler Nagelmond zu sehen ist und an den anderen Nägeln keiner, dann nur Weißdorntropfen und ja keine Baldriantropfen. Kein oder fast kein Nagelmond bedeutet Herzmuskelschwäche, also zu niedriger Blutdruck.

Blutungen aller Art

Bei Magen-, Darm-, Nasen-, Zahnfleisch- und Gehirnblutungen nimmt man zweimal am Tag je 3 Blutwurztropfen, unverdünnt, oder man trinkt eine Tasse Blutwurztee pro Tag, schluckweise, kalt. Zubereitung von Blutwurztee und Tinktur (Tormentilltinktur) siehe unter Ruhr, Seite 231.

Bei Zahnfleischblutungen putze man nach jeder Mahlzeit, ganz besonders nach dem Genuß von süßen Speisen, zuerst die Zähne, dann spüle mit Blutwurztee und etwas trinken. Nach etwa vierzehn Tagen kann man statt Blutwurztee die Blutwurztropfen nehmen.

Bei Gehirnblutungen (Gehirnschlag) trinkt man außer den Blutwurztropfen oder dem Blutwurztee noch eine Tasse Meisterwurztee (Horstrinze). Am besten stündlich einen kleinen Schluck nehmen. Ein Teelöffel voll Meisterwurzeln in ¼ Liter Wasser 3 Minuten kochen. Statt in Wasser kann man Meisterwurzeln auch in ¼ Liter Wein kochen. Auch stündlich einen kleinen Schluck kalt trinken. Am ersten Tag des Gehirnschlages wirkt dieses am besten.

Bronchitis und Lungentuberkulose

Wenn die Leber und Galle in Ordnung sind, dann kann man Bronchitis mit Zwiebeltee schnell heilen. Zwei hühnereigroße Zwiebeln mit der Schale in einem Liter Wasser mit 100 g Kandiszucker 10 bis 15 Minuten kochen. Schluckweise kalt trinken.

Außer diesem Tee kann man noch einen kalkhaltigen Tee trinken aus Spitzwegerich, Breitwegerich, Isländischmoos, Königskerze, Lungenkraut und, so man hätte, noch Muttern (Meum mutellina). Von den angeführten Kräutern müssen nicht alle im Tee enthalten sein. Alle Tees zusammen läßt man 10 Minuten in heißem Wasser ziehen.

Darmträgheit

Gegen dieses Leiden sollte man oft am Tage eine Gabel voll rohes Sauerkraut essen und ebensooft einen Schluck Wasser trinken. Salbeitee etwa ½ Liter pro Tag. Wer immer Salbeitee trinkt, hat nie eine Verstopfung.

Verboten sind hauptsächlich: Weißbrot und Schokolade.

Diphtherie (meldepflichtig)

Bei Diphtherie gurgelt man mit Bibernelltee und trinkt auch etwas davon. Mit einem Löffel voll gurgeln und ausspucken. Mit dem zweiten Löffel voll macht man es gleich. Mit dem dritten Löffel voll gurgeln und schlucken. Dieses wiederholt man alle 90 Minuten. Die schwerste Diphtherie kann auf diese Weise innerhalb 24 Stunden geheilt werden. Es kommt selten vor, daß dieses Gurgeln am nächsten Tag wiederholt werden müßte.

Einen Teelöffel voll Bibernellwurzeln in ¼ l Wasser 3 Minuten lang kochen. Außer diesem könnte man noch alle 10 bis 15 Minuten einen Löffel voll warmes Zitronenwasser trinken.

Wenn Sie, sehr verehrte Ärzte, im Infektionsspital Diphtherie schnell heilen wollen, dann machen Sie von den oben genannten Angaben Gebrauch.

Eingezogene Finger

Es gibt oft Leute, welche Finger haben, die sie nicht mehr strecken können. Am meisten betrifft es den Ring- oder Mittelfinger. Seltener kommt dies beim Kleinfinger vor. Dieses Einziehen kommt von Senkfüßen. Sind die Finger an der rechten Hand eingezogen, dann hat man links den Senkfuß, wenn die Finger an der linken Hand eingezogen sind, dann ist der Senkfuß rechts. Also kreuzt sich dieser Vorgang und ist eine reine Sehnensache. Die Sehnen sind vorne am Fußballen angewachsen, laufen über den Fuß, die Ferse, die Wade, die Hüfte und kreuzen sich unten am Rücken, laufen hoch bis zu den Armen und hindurch bis zu den Fingerwurzeln. Hat man nun einen Senkfuß, dann werden die Sehnen gespannt. Da sich diese nicht strecken lassen, so zieht es eben im günstigen Fall die Finger ein. Durch einen Senkfuß gibt es im ungünstigeren Fall auch Hüftgelenksveränderungen, da – wie schon erwähnt – die Sehnen über den Hüften verlaufen. Wenn es die Hüften verzieht, dann gibt es kein Einziehen der Finger.

Ob es nun die Finger oder die Hüften betrifft, so helfen hier am besten angemessene Schuheinlagen. Hausschuhe ohne Einlagen sollten nicht getragen werden. Auf diese Weise wird es zumindest nicht mehr schlimmer. In vielen Fällen gibt es oft sogar wesentliche Besserung.

Daß das Einziehen der Finger und die Hüftveränderungen von den Senkfüßen kommen, wissen vielleicht sogar viele Ärzte nicht. Dazu nun ein Beispiel: Ich kannte eine Frau, die eine schwere Hüftgelenksveränderung hatte und mehr als fünfzehn Jahre von den Ärzten gegen Rheuma behandelt wurde. Dieser Frau versicherte ich, daß dieses Leiden von einem Senkfuß komme, und riet ihr, gleich eine Röntgenaufnahme am entgegengesetzten Fuß machen zu lassen. Noch am gleichen Tag ging sie zu einem Röntgenfacharzt, der eine Aufnahme vom Fuß machte. Er zeigte ihr das Bild mit der Bemerkung, daß ihre Hüftgelenksveränderung nur von diesem Senkfuß komme. Wenn diese Frau fünfzehn Jahre früher zu diesem Röntgenfacharzt gekommen wäre, dann hätte ihr dieser Einlagen verschrieben, und dann hätte es nie eine Hüftgelenksveränderung gegeben.

Wer also eingezogene Finger hat oder eine Hüftgelenksveränderung, gehe zum Röntgenfacharzt und lasse eine Aufnahme wegen Senkfuß machen. Verschriebene Einlagen dann aber auch tragen, auch wenn sie am Anfang etwas schmerzen.

Entzündungen aller Arten

Bei jeder Entzündung funktionieren die Nieren nicht gut, und darum sollte man drei Wochen Nierentee trinken. Außer diesem sollte man an der betreffenden Stelle Essigwasser-Wickel machen. Sehr wirksam sind auch Fußwickel, ganz besonders bei Gehirnhaut- und Augenentzündungen. Fußwickel sollte man aber nur im untergehenden Mond ($\frown$) machen wie beim Wassertreten. Das heißt, in diesem Zeichen anfangen. Weitermachen kann man dann auch im übergehenden Mond ($\smile$). Siehe Seite 220 oben.

Außer diesem sollte man alle 10 Minuten einen Schluck reines Wasser trinken oder Salbeitee. Bei jeder Entzündung muß man dieses »Feuer« löschen. Wenn man Fleischsuppe, Schweinefleisch oder Rindfleisch ißt oder Alkohol (hauptsächlich Weißwein oder Most) trinkt, dann ist das so, als wolle man ein Feuer mit Benzin löschen.

Statt Essigwasserwickel kann man auch Kohlblätter (Wirsingblätter)-Wickel machen. Diese müssen fest und warm gewickelt werden. Diese kann man 12 Stunden dort lassen, jedoch nie länger.

Frostbeulen

Wer Frostbeulen hat, koche 1 Stunde lang 15 bis 20 oder noch mehr zerquetschte Roßkastanien in 3 bis 5 Liter Wasser. In diesem warmen Mus badet man die betreffende Stelle eine halbe Stunde lang. Dasselbe Mus darf man zweimal aufwärmen, wenn man zu wenig Kastanien hat. Bei leichten Fällen genügen 3 bis 4 solche Bäder und bei alten Leiden bis zu 12 Bädern.

Füße (offen)

Gegen offene Füße nimmt man 14 Tage jeden Tag ein Vollbad mit Zinnkrautabsud. Eine halbe Stunde im Bad bleiben. Zinnkraut in ein Leinentuch geben und 10 bis 15 Minuten lang kochen. Dazu auch Nierentee drei Wochen lang nehmen und Salbeitee wie bei allen anderen Krankheiten trinken. Mit offenen Füßen darf man nur in ein Zinnkrautbad gehen. Von allen anderen Bädern ist abzuraten. Vor dem Bad sind Herztropfen zu nehmen (siehe unter Rheuma).

Alpenzinnkraut enthält 96% Kieselsäure, das hohe gröbere etwa 40% und das kleine grobe, das vielfältig in Kartoffelfeldern vorkommt, nur 16%. Hat man nur 16%iges zur Hand, so muß man dementsprechend mehr nehmen.

Galle zu wenig

Wenn man hellen bis weißen Stuhl hat, dann ist das ein Zeichen, daß die Leber zu wenig oder gar keine Galle erzeugt.

In diesem Falle trinkt man einige Tage Kartoffelschalentee. Eine kleine Hand voll Kartoffelschalen in 2 Tassen voll Wasser 2 bis 4 Minuten lang kochen. Tagsüber schluckweise kalt trinken.

Gelbsucht

Bei Gelbsucht ißt man vier Tage nur schwarzen Rettich mit der Schale und Kartoffelpüree ohne Fett und ohne Salz mit viel Rettich darunter. Die Rettichschale ist dabei am wichtigsten. Also Rettiche nie schälen! Im Sommer müßte man eventuell andere Rettiche verwenden.

Einmal hatte ich einen Fall, wo eine Frau schon drei Tage Gelbsucht hatte und noch bei keinem Arzt war. Ich gab ihrem Mann meine Rettichkur an. Diese Frau konnte aber keine Rettiche essen und so nahm sie vier Tage nur geriebene Rettichschalen mit etwas Rohzucker und Kartoffelpüree mit Rettich. Nach vier Tagen war sie nicht mehr gelb und hatte keine Beschwerden mehr.

Ein anderer Fall: Vor Jahren kam ein Mann mit seinem Vater, der eine außergewöhnliche und starke Gelbsucht hatte, noch spät am Abend zu mir. Diesem holte ich um 22 Uhr mit der Taschenlampe zwei kleine schwarze Rettiche aus dem Garten, rieb sie gleich und gab sie ihm mit etwas Zucker zum Essen. Da er auch kein Rettichfreund war, machte es ihm viel zu schaffen, diese zu essen. Als er dann den zweiten Rettich zur Hälfte gegessen hatte und wieder eine Gabel voll nehmen wollte, bekam er plötzlich rote Wangen und nach vier Tagen war jede Spur von Gelbsucht verschwunden.

Geschwüre (äußere)

Bei äußeren Geschwüren macht man Schlagrahmumschläge mit viel Zucker. Der Rahm kühlt und macht weich und der Zucker heilt das Geschwür. Wenn man keinen Rahm hat, so kann man auch Bienenhonig auf ein Geschwür geben.

Grippe

Bei Grippe macht man sechs mal jede halbe Stunde eine kalte Ganzwaschung mit einem feuchten Handtuch. Eine halbe Stunde nach der sechsten Waschung macht man einen Kurzwickel nach Kneipp, läßt diesen eine halbe Stunde dort und bleibt dann noch eine halbe Stunde ohne Wickel im Bett. Hierauf macht man nochmals eine Ganzwaschung mit Essigwasser, geht wieder ins Bett und deckt sich nur leicht zu, so daß man nicht mehr zum Schwitzen kommt und bleibt so noch vier bis sechs Stunden im Bett. Nach dieser Zeit kann man gesund aufstehen, sofern man alles richtig gemacht hat.

Eine Ganzwaschung mit feuchtem Handtuch darf nur zwei bis drei Minuten lang dauern und nach jeder Waschung muß der Patient so gut und warm eingewickelt werden wie eine Mumie. Man darf nur noch das Gesicht sehen. Nach der zweiten, dritten oder vierten Waschung wird der Patient schwitzen wie in einer Sauna.

Wenn man dieses bei jedem Grippekranken richtig machen würde, dann kämen die Krankenkassen bei Grippeepidemien billig durch.

Trinken sollte man dabei Lindenblüten- und Holderblütentee (warm trinken, bis man schwitzt, nachher lau). Dann auch Salbeitee, Orangensaft und warmes Zitronenwasser trinken.

Wer viel Rote-Rüben-Salat ißt, wird kaum eine Grippe bekommen. Im Februar oder März sollte man etwa drei Wochen lang dreimal am Tag, nach dem Essen, je einen Eßlöffel voll Sanddornsaft nehmen. Dieses ist wohl die beste Vorbeugung gegen die Grippe.

Grauer Star

Gegen den grauen Star trinkt man wie bei allen anderen Krankheiten drei Wochen Nierentee, Salbeitee sowieso immer nehmen. Dann nie aufgewärmte Speisen essen! Kein Gift darf in der Wohnung sein! Gegen den Star selbst trinkt man ab 16 Uhr Apfelschalentee, soviel man will. Dieser Tee ist das Beste für die Nerven. (3 bis 6 Minuten lang kochen.) Soviel ich weiß, ist es eben eine Nervenerkrankung.

Hämorrhoiden

Gegen diese Krankheit macht man acht Tage je ein- bis zweimal am Tag einen Einlauf mit kaltem Wasser (ca. ¼ Liter) und läßt den Einlauf mit mehreren Unterbrechungen gleich wieder los. Nachher mit Hämorrhoidensalbe einschmieren.

Wenn schon Blut weggeht, nimmt man noch ein- bis zweimal am Tag je drei Blutwurztropfen unverdünnt oder auf Zucker.

Herz- und Bauchwassersucht

Bei Herzwassersucht trinkt man alle 2 Minuten einen Eßlöffel voll reines Wasser oder dazwischen Tee. Jede halbe Stunde statt Wasser einen Löffel voll Nierentee trinken. (Große Personen trinken einen größeren Eßlöffel voll alle 2 Minuten. Kleine dagegen dementsprechend einen kleineren Löffel voll.) Wer aber einmal einen Herzinfarkt gehabt hat, der trinkt nur alle 3 Min. einen Löffel voll.

Viele sind heute noch der Ansicht, daß man bei dieser Krankheit nicht einmal ⅛ Liter Flüssigkeit pro Tag zu sich nehmen soll, was ich für falsch halte. Es kommt natürlich darauf an, wie man es trinkt. Wenn der Patient ¼ Liter auf einmal trinken würde, dann natürlich könnte ein solcher auf der Stelle auch sterben, da das Herz dieses nicht verarbeiten könnte. Es ist sogar möglich, daß 3 bis 4 Löffel voll schon zuviel sein könnten. Aus diesem Grunde ist es unbedingt wichtig, daß man nur alle 2 bzw. 3 Minuten einen Löffel voll nimmt. Also immer nur mit einem Löffel trinken und nie aus einem Glas! Ein Schluck könnte auch mehr als einen Löffel voll ausmachen.

Alle 2 bzw. 3 Minuten einen Löffel voll Wasser kann jedes Herz verarbeiten. Durch diese Trinkkur wird die Harnsäure in den Beinen, die bis zu 20 Litern betragen kann, verdünnt. Auf diese Weise kann diese dickflüssige Harnsäure durch die Gewebe (also durch die Ausdünstung) entweichen. Diese Kur dauert nur 2 Tage bei Herzwassersucht. Am zweiten Tag riecht der Patient stark nach Urin.

Bei der Bauchwassersucht trinkt man etwa alle 5 Minuten einen kleinen Schluck. Hier dauert es aber viel länger, bis man Erfolg hat.

Statt Wasser kann man ab und zu Salbeitee, Pfefferminzentee oder Melissentee, aber bitte nur mit dem Löffel trinken.

Anstatt Herzwassersucht müßte man vielleicht besser sagen: Herzwasser-Harnsäuresucht, da diese Harnsäure in diesem Falle sehr dickflüssig ist und deswegen durch die Haut nicht mehr abgesondert werden kann. Dies ist meine Überzeugung.

Herzmuskelschaden

Bei Herzmuskelschaden macht man 8 Tage lang je ein Armbad (Herzbad). Man geht mit beiden Armen 20 Sekunden ins kalte Wasser und bewegt dabei die Hände, wie sich ein Wasserrad dreht. Sogleich, ohne abzutrocknen, beide Arme 10 Minuten nach vor- und rückwärts schwingen. Also nicht den einen Arm nach vorn und den anderen Arm nach rückwärts, sondern beide Arme gleichzeitig nach vorn und nach rückwärts schwingen. Anschließend sofort sitzen und beide Hände flach auf den Tisch legen.

Durch ein solches Armbad und das 10 Minuten lange leichte Schwingen beider Arme werden diese mit Blut überfüllt. Dies kann ziemliche Schmerzen verursachen, das ganz besonders in der 10. Minute. Dieses Blut, das man auf diese Weise 10 Minuten vom Herz weghält, ist für ein Herz Erholung, als wäre man einen Monat in einem Sanatorium gewesen. 8 Tage lang gemacht, ist soviel wie 8 Monate Sanatorium.

Einen Herzmuskelschaden kann man an den Fingernägeln am Nagelmond erkennen (so man einen Nagelmond sehen kann). Der Nagelmond sollte schön rund und gewölbt sein. Hat er aber in der Wölbung eine Lücke oder eine Spitze über der Wölbung, so deutet das einen Herzmuskelschaden an. Wenn der Blutdruck viel zu niedrig ist, dann hat man an den Nägeln keinen Mond. (Siehe unter Blutdruck.)

Heuschnupfen

Bei Heuschnupfen putzt man die Nase sauber, bevor man ins Freie geht, taucht ein Zündholz mit etwas Watte umwickelt in ein Speiseöl und streicht dieses in die Nasenlöcher. Dann nimmt man etwas Öl, Zündholz und Watte mit auf den Weg, damit man, so man auf dem Weg einmal die Nase putzen muß, dasselbe mit dem Öl wiederholen kann. Wenn die Nasenlöcher mit dem Öl eingefettet sind, kann dann der Blütenstaub nicht mehr schaden.

Husten

Gegen Husten trinkt man Zwiebeltee wie bei Bronchitis. 2 eigroße Zwiebeln mitsamt der Schale in 1 Liter Wasser mit 100 g Kandiszucker 10 bis 15 Minuten lang kochen. Schluckweise kalt bis lauwarm trinken.

Kindergicht (Fraisen)

Wenn ein Kind die drückende oder schreiende Gicht hat, dann gibt man eine Tasse Hühnerdarmtee (auch Vögelekraut, Vogelmiere, Sternmiere und auch Mäusedarm genannt). Es ist ein Unkraut, das polsterweise in Gärten, fetten Kartoffeläckern und hauptsächlich in Weingärten zwischen den Reben vorkommt. Diese Tasse Tee kann warm oder kalt auf einmal getrunken werden. Eine Prise grünes Kraut läßt man in ¼ Liter heißem Wasser zehn Minuten ziehen. Hühnerdarm ist getrocknet wertlos! Im Winter müßte man ein Blatt von der Hauswurz in gleicher Weise zubereiten und verwenden. Ein Kind, das diese Krankheit schon im höchsten Grade hat und eine Tasse von diesem Tee trinkt, kann nach ein bis zwei Stunden bereits eine große Besserung verspüren.

Auch gegen unreine Haut im Gesicht und Körper hilft der Hühnerdarmtee ausgezeichnet, muß aber in diesem Falle längere Zeit genommen werden. Dieser Tee ist zugleich auch herzstärkend.

Hauswurz könnte man im Winter bei einem Blumengärtner bekommen.

Kinderlosigkeit

Wenn ein Ehepaar eventuell schon länger verheiratet, aber noch kinderlos ist und gern Kinder hätte, kann ich nur raten, daß beide, Mann und Frau, eine Tasse Storchenschnabelkrauttee pro Tag schluckweise kalt trinken sollten. Der Erfolg läßt meistens nicht lange auf sich warten. Vor etlichen Jahren kamen innerhalb eines

Monats acht Frauen mit diesem Jammer zu mir, die schon zwei bis zehn Jahre verheiratet waren. Sie nahmen diesen Tee, und alle acht wurden nach vier bis sechs Wochen schwanger. Alle gebaren dann außergewöhnlich schöne und gesunde Kinder und waren überaus glücklich.

Die Zubereitung: Eine Prise rotes Storchenschnabelkraut (Geranium robertianum) in einer Tasse heißem Wasser zehn Minuten ziehen lassen.

Wenn dieser Tee nicht hilft, dann ist es meistens hoffnungslos. Storchenschnabelkraut hat etwas Radiumgehalt.

Der violettblaue Storchenschnabel ist wertlos!

Kopfschmerzen

Es gibt Leute, die schwer magenleidend sind, aber nie Magenbeschwerden haben, dafür aber sehr starke Kopfschmerzen über den Augen und der Stirn haben. Diese Kopfschmerzen sind nur ein Symptom des Magenleidens. Solche Patienten sind bald geheilt, wenn sie 3 bis 5 Wochen lang eine Tasse Wermuttee pro Tag schluckweise, am besten stündlich, kalt trinken.

Eine kleine Prise Wermut nur 3 Sekunden in einer Tasse heißem Wasser ziehen lassen (siehe Seite 221).

Bei einseitigem Kopfweh (Migräne) wirkt der Melissentee sehr gut. Eine Prise Goldmelissen oder Zitronenmelissen, oder beide zusammen, in einer Tasse heißem Wasser 10 Minuten ziehen lassen. Schluckweise kalt trinken.

Bei Kopfschmerzen am Hinterkopf fehlt es meistens an den Bandscheiben in der Halspartie. Mit einigen Griffen kann durchwegs sofort geholfen werden. Auch ein zu niederer Blutdruck kann die Ursache sein (siehe Seite 207).

Bei allen diesen Kopfschmerzen hilft auch Schlüsselblumentee mit Johanniskraut. Beide zusammen in einer Tasse heißem Wasser ziehen lassen. Auch eine Tasse Veilchentee pro Tag, schluckweise getrunken, hilft oft sehr schnell, ganz besonders bei Nervenkopfweh. Auch nur 10 Minuten in heißem Wasser ziehen lassen.

Krämpfe

Eine Prise Anserine (Krampfkraut, auch Gänsekraut genannt) in ¼ Liter Milch, Wein oder Most kochen. Kalt zusetzen, und wenn es kocht, wegstellen und abseien.

In der Früh' warm trinken. In Wasser gekocht ist Anserine wirkungslos!

Bei Frauenkrämpfen ein bis zwei Tage vor der Periode und während derselben nehmen.

Auf diese Weise ist es schon das erste Mal etwas besser. Das zweite Mal noch besser und so auch das dritte Mal. Nach dem vierten Mal ist kaum mehr etwas von Krämpfen zu spüren.

Krampfadern an den Beinen

Wer dieses Leiden hat, der liege öfters am Tag auf den Rücken, hebe das rechte Bein in die Höhe, nach fünf bis acht Sekunden schütteln und wieder nach fünf bis acht Sekunden das Bein senken. Nun wartet man wieder fünf bis acht Sekunden und macht dann mit dem linken Bein dasselbe. Nachher dasselbe mit beiden Füßen zugleich. Nach Absenken der Beine erst aufstehen, wenn sich die Beine wieder mit Blut angefüllt haben. Dauer: 40–60 Sekunden. Je öfter man dies am Tag macht, um so schneller verschwinden die Krampfadern.

Der Vorgang ist folgender: Wenn man die Beine in die Höhe hält und sie 10 bis 16 Sekunden oben läßt, dann fließt das Blut zurück, und die Adern werden blutarm. Werden die Beine gesenkt, dann fließt wieder frisches Blut in die Adern, welches diese ernährt, belebt und zusammenzieht.

Bei Krampfadern sind die Adermuskeln erschlafft (also wie gelähmt), und dadurch erweitern sie sich. Ein kleiner Vergleich: Wenn ein Fahrradschlauch eine schwache Stelle hat und man pumpt ihn auf, so wird sich der Schlauch an dieser Stelle erweitern, wie eben die Krampfadern.

Kreislaufstörungen

Wer an Kreislaufstörungen leidet, hat bestimmt immer kalte Füße, und darum ist in erster Linie darauf zu achten, daß dieses Leiden zuerst behoben wird. Dagegen sollte man Wechselbäder machen. Ganz besonders hilft hier das Wassertreten nach Kneipp.

Ein Wechselfußbad macht man wie folgt: Man geht mit warmen Füßen und nie mit vollem Magen ins warme Wasser (28 bis 30 Grad C) und schüttet dann zehn Minuten immer etwas heißes Wasser nach bis etwa 40 bis 45 Grad. Hernach drei bis vier Sekunden ins kalte Wasser, fünf bis sechs Sekunden ins warme Wasser und so eine halbe Stunde lang wechseln. Durch dieses Wechseln wird das warme Wasser immer kälter und das kalte Wasser immer wärmer. Bei eingeschlafenen Füßen müßte man mit dem Wechseln so lange fortsetzen, bis beide Wasser gleiche Temperaturen hätten. Wechselfußbäder und auch das Wassertreten sollte man immer anfangen im abnehmenden Mond (also in den Zeichen von Krebs, Löwe, Jungfrau, Waage und Skorpion). Wenn z. B. eine Frau mit dem Wassertreten im übergehenden Mond anfängt (also in den Zeichen von Steinbock, Wassermann, Fisch, Widder und Stier), dann schießt ihr das Blut in den Kopf anstatt in die Füße. Dies habe ich aus einem uralten Buch; aber vielfältig wurde mir bestätigt, daß es so ist. Es gibt Schreibkalender und Bauernkalender, in denen es ausführlich verzeichnet ist: ⌣ »Mond geht über sich, ⌣ Mond geht unter sich«, wie z. B. im Vorarlberger Schreibkalender-Verlag J. N. Teutsch, A–6900 Bregenz/Vorarlberg.

Genauso wie man Wechselfußbäder macht, kann man auch Wechselarmbäder machen und dies bei jedem Zeichen. Ob nun das eine oder andere, man sollte immer zuerst mit dem rechten Fuß bzw. rechten Arm ins warme bzw. kalte Wasser gehen. Aus diesem Grunde braucht man zu einem Wechselfußbad drei Eimer nebeneinander. In der Mitte einen mit warmem Wasser und rechts und links je einen mit kaltem Wasser. Wenn man also auf einem Stuhl sitzt und mit den Füßen im mittleren Eimer mit warmem Wasser ist, dann geht man zuerst mit dem rechten Fuß ins kalte Wasser im rechten Einmer und dann mit dem linken Fuß in den linken Eimer mit kaltem Wasser. Darauf mit dem rechten Fuß zuerst ins warme Wasser usw. Hätte man nur zwei Eimer (links kalt und rechts warm), dann wäre der rechte Fuß zu lange im warmen Wasser. Nach einem solchen Wechselbad sollte man etwa eine halbe Stunde zugedeckt liegen. Ein solches Wechselfußbad ist auch bei Periodenstörungen zu empfehlen.

Wassertreten ebenfalls immer im abnehmenden Mond ⌒ anfangen wie beim Wechselfußbad (siehe da) und ebenfalls nur mit warmen Füßen und nie mit vollem Magen ins kalte Wasser gehen. Vor und nach dem Wassertreten 20 Minuten laufen. Vor dem Treten, damit die Füße warm werden und nachder, damit sie gleich wieder warm werden. Wer nach dem Wassertreten steht oder gar sich setzt, statt zu laufen, bekommt noch kältere Füße als zuvor und müßte mindestens dann zehnmal richtig wassertreten, bis er den Schaden durch das Stehen oder Sitzen wieder gutgemacht hätte.

Wechselarmbäder macht man auf gleiche Art wie bei Wechselfußbad, aber nur mit dem einen Unterschied, daß man hier nur zwei Eimer braucht. Beim Wechselfußbad sollte das Wasser bis zur Mitte der Waden gehen und beim Armbad bis zur Mitte der Oberarme. Beim Wassertreten das erste Mal bis über die Knöchel und dafür fünf bis sechs Minuten lang und nachher bis unter die Knie und dann aber nur drei bis vier Minuten.

Wassertreten heißt, im Wasser laufen und dabei die Füße abwechslungsweise so hoch heben, wie es möglich ist, also Wasser-Luft-Wasser-Luft und so fort. Das nennt man Wassertreten.

Noch eine kleine Geschichte
über das Wechselarmbad

Einem Mann sind die Finger an der linken Hand eingeschlafen, dann die ganze Hand, mit der Zeit bis zu dem Ellenbogen. Dieser ging zum Arzt, welcher ihm riet, sofort den Arm amputieren zu lassen, da er meinte: Wenn das so weitergehen würde, dann könnte das zum Tode führen. Dieser Mann ging dann ins Spital, wo man ihn gleich behalten wollte; am anderen Tag hätte die Amputation stattfinden sollen. Da dieser Mann ein Landwirt war und keine Schmerzen hatte, sagte er: »Warum soll ich gleich hier bleiben? Ich gehe heim und morgen in der Früh um sechs Uhr komme ich nüchtern her.« Darauf ließ man ihn gehen, und am anderen Morgen war er auf dem Weg ins Spital, und da begegnete er dem Bundeskneippobmann von Österreich, Herrn Dir. Karl Zerlauth, der gerade einen Morgenspaziergang machte. Dieser grüßte den Mann recht freundlich, da er ihn gut kannte. Da dieser gute Mann den Gruß nur ganz leise und gedrückt erwiderte, fragte ihn dieser Kneippobmann, was er habe, daß er so traurig wäre. Er erzählte ihm dann die ganze Geschichte, worauf ihm dieser sagte: »Nun, Kopf hoch, da gibt es keine Operation. Bitte kehr doch um und mache daheim gleich Wechselbäder.« Der gute Mann meinte dann:»Aber ich habe es ja im Spital versprochen, daß ich pünktlich kommen werde, und so kann ich doch die Ärzte nicht warten lassen.« Nun, der Bundeskneippobmann, Herr Dir. Karl Zerlauth, mit seinem großen Wissen, bei dem ich, nebenbei bemerkt, sehr viel gelernt habe, sagte zu ihm:»Wenn 100 Ärzte warten würden, so ist das ganz gleich, denn Deinen Arm zu retten, ist doch viel wichtiger.« Der Mann folgte dann seinem Rat, ging heim und machte gleich ein Armbad, und zwar so lange, bis beide Wasser die gleiche Temperatur hatten, und siehe da den Erfolg! Er bekam in den Fingern wieder normales Gefühl. Er machte dann noch zweimal ein solches Wechselarmbad, und abends nach dem dritten Bad bekam er im ganzen Arm wieder ein ganz normales Gefühl und war geheilt. Sie können sich nun vorstellen, wie glücklich dieser Landwirt war, und ich bin jetzt noch froh und dankbar, daß mir Herr K. Z. diese Geschichte erzählte, denn daraus habe ich vieles gelernt.

Kropf (Struma)

Gegen den Kropf trinkt man täglich, schluckweise und kalt, eine Tasse Angelikawurzeltee. Ein Teelöffel voll Angelikawurzeln in einer Tasse voll Wasser 3 Minuten lang kochen. Eine Tasse Angelikawurzeltee hat genausoviel Jodgehalt, wie die Schilddrüse pro Tag benötigt.

Lungen- und Herzasthma

Wenn die Leber und die Gallenfunktion in Ordnung sind, dann trinkt man etwa drei Wochen lang Zwiebeltee. Zwei eigroße Zwiebeln mitsamt der Schale in einem Liter Wasser mit 100 Gramm Kandiszucker 10 bis 15 Minuten kochen. Dann oft am Tag etwas Rettich mitsamt der Schale und mit etwas Zucker essen. Kann auch als Salat gegessen werden, aber nie mit Salz! Außer diesem trinkt man in der Früh ¼ Liter warme Milch, Wein oder Most mit Anserine (Krampfkraut oder auch Gänsekraut genannt). Zubereitung siehe unter *Krämpfe*, Seite 219.

Wie heilt man Magen- und Zwölffingerdarmgeschwüre?

Wenn Leber und Galle in Ordnung sind, dann ißt man *zwei Tage* nur Schlagrahm (Sahne), *mit Zucker gut gesüßt* und sonst nichts. Ja nichts trinken, also auch keinen Tee und keine Milch während dieser zwei Tage. Am dritten Tag trinkt man Kamillentee, Salbeitee, Malventee usw., aber alles, was man trinkt, darf nur mit einem Löffel eingenommen werden. Am dritten Tag kann man wieder ganz normal essen, da die Geschwüre ganz geheilt sind. Wenn aber die Leber und Galle nicht in Ordnung sind, dann dürfte man nie eine Rahmkur machen. Jene Personen müßten täglich eine bis zwei Tassen Malventee (Käspappelntee) schluckweise kalt trinken. Malven zehn Minuten in heißem Wasser ziehen lassen. Diesen Tee müssen die betreffenden Personen meistens ein ganzes Jahr lang nehmen.

Wie heilt man Magenentzündung (Gastritis) und andere Magenleiden?

Bei Gastritis trinkt man dann, wenn man die größten Schmerzen hat, die meistens vor dem Essen am schlimmsten sind, eine Tasse warmes Wasser, das *sechsmal* gekocht wurde (also kochen, kalt stellen, wieder kochen und kalt stellen, und so sechsmal). Gleich nach dem Wassertrinken müssen solche Patienten vielmal hintereinander rülpsen. Nach jedem Rülpser wird einem viel leichter, nach etwa fünf Minuten fühlt man sich wohl und bekommt kaum wieder Beschwerden. Als man noch nicht elektrisch gekocht hat, da hat man aus dem Wasserschiff (das ja bei jedem Holzherd dabei war) solch warmes Wasser getrunken. Ich litt selbst an dieser Krankheit drei Jahre lang, bevor ich von der Heilkunde etwas verstand. Eine gute Frau, die mir auf dem Weg begegnet war, als ich gerade die größten Schmerzen hatte, riet mir dieses an. Ich befolgte ihren Rat, und nach fünf Minuten war ich von diesem schrecklichen Leiden geheilt. Ich bin dieser Frau Angelina Nikolussi heute noch sehr dankbar.

Es gibt natürlich sehr viele und verschiedene Magenkrankheiten, die man nicht alle gleich behandeln kann, aber sehr oft hilft es, wenn man pro Tag eine Tasse Wermuttee löffelweise kalt trinkt. Wermuttee wird aber durchweg viel zu stark gemacht. Eine kleine Prise Wermut läßt man nur drei Sekunden in einer Tasse heißem Wasser ziehen. Man gibt also eine kleine Prise Wermut in einen Teeseier und drückt sie 3 Sek. mit einem Teelöffel in eine Tasse heißes Wasser, und der Tee ist fertig. Wermuttee darf man von Wasser kaum unterscheiden können. Bei einer Magenvergiftung müßte man Wermut zwei bis drei Minuten kochen oder zehn Minuten in heißem Wasser ziehen lassen, aber nach zwei bis drei Tagen nur mehr drei Sekunden in heißem Wasser ziehen lassen und den Tee noch etwa 10 bis 14 Tage weiter nehmen.

Bei vielen Magenleiden helfen oft überraschend kalte Punktwikkel. Zuerst mit Essigwasser und nach zwei bis drei Tagen mit gewöhnlichem kaltem Wasser. Zu einem Punktwickel nimmt man ein zusammengelegtes, größeres Taschentuch, das nur feucht (nicht naß) sein darf. Dieses feuchte Taschentuch legt man auf die Magengegend und bindet es mit warmen Tüchern recht gut ein.

Mundgeruch

Schlechter Mundgeruch kommt meistens vor, wenn der Magen nicht in Ordnung ist. Hier sollte man 3 bis 5 Wochen eine Tasse Wermuttee pro Tag schluckweise kalt trinken. Eine kleine Prise

Wermut nur 3 Sekunden in einer Tasse heißem Wasser ziehen lassen.

Schlechter Mundgeruch kann auch von Eiterzähnen oder brüchigen, faulen Zähnen kommen. In diesem Falle geht man zum Zahnarzt. Eiterzähne sollte man immer ziehen lassen. Behandeln würde ich sie nie lassen.

Nebennierenerkrankung und ihre Symptome

Wenn die Nebennieren zu wenig Geschlechtshormone erzeugen, dann bekommen diese Patienten am Hals (Gurgelgegend) einen weißen Fleck, aber oft auch an den Armen und bei schweren Fällen auch am ganzen Körper. Solche Patienten sind dann oft sehr traurig und interesselos an allem.

Damit die Nebennieren wieder richtig funktionieren, trinkt man schluckweise und kalt pro Tag eine Tasse Tee vom roten Storchenschnabelkraut. Eine Prise von diesem Kraut läßt man in einer Tasse heißem Wasser zehn Minuten ziehen.

Storchenschnabelkraut enthält etwas Radium. In einer Tasse von diesem Tee ist genausoviel Radium enthalten, wie es die Nebennieren benötigen. Dieser Tee kann ein ganzes Jahr getrunken werden.

Dazu macht man noch die Atemgymnastik wie bei zu hohem Blutdruck (siehe dort).

Nieren- und Gallenkolik

Bei Nieren- und Gallenkolik macht man einen möglichst heißen Zinnkrautwickel und läßt ihn etwa eine halbe Stunde wirken. Wenn sich der Patient im Wickel recht wohl fühlt, dann kann man ihn auch länger dort lassen. Nach etwa 20 Minuten hat der Patient schon bedeutend weniger Schmerzen.

Eine Handvoll oder noch mehr Zinnkraut in ein Säckchen geben und dann 10 bis 15 Minuten lang kochen.

Ohnmacht

Hier gibt es verschiedene Ursachen. Plötzliche Blutleere oder Blutüberfüllung des Gehirns durch unerwartete Sinnes- und Gefühlseindrücke wie Schreck, Furcht oder Freude. Auch heftiger Schmerz, Einwirkung von betäubenden Mitteln (Gase, Alkohol), Erschütterung der Gehirnmasse durch Schläge oder Fall auf den Kopf sowie bei Blutverlusten, bei Hunger, bei allgemeinem Körperzerfall, der mit zunehmender Blutarmut einhergeht.

Der Kranke fällt nicht immer gleich in Ohnmacht; die wichtigsten Vorzeichen sind Schwindelanfälle, Augen- und Gehörstörungen. In der wirklichen Ohnmacht selbst ist die Atmungs- und Herztätigkeit sehr gering; Stirne und Glieder fühlen sich kalt an, die Stirne bedeckt sich meist mit kaltem Schweiß. Die Ohnmacht kann Ausdruck der verschiedensten Erkrankungen sein und eine leichte Begleiterscheinung darstellen. Bei ohnmachtsanfälligen Personen kann man mitunter beobachten, daß sich die Pupillen vor und oft noch lange nach einem Anfall beim Atmen dauernd verändern. Sie werden ganz klein und darauf gleich wieder um das Doppelte oder das Dreifache vergrößert. In einem solchen Falle hilft der Mutterntee (Meum mutellina) wunderbar. Leider ist dieser Tee nicht überall erhältlich, siehe jedoch unter *Teelieferanten*. Ich war einmal dienstlich bei einem Tierarzt in der Wohnung, und da beobachtete ich bei der Frau, daß sich bei ihr beim Sprechen die Pupillen dauernd veränderten.

Dann sagte ich zu ihr: »Entweder sind Sie die letzte Zeit ohnmächtig geworden, oder Sie werden es bald werden.« Sie gab mir zur Antwort: »Die letzte Woche sechsmal.« Ich brachte ihr dann Muttern mit der Bemerkung, daß dieser Tee aber nicht gerade gut schmecke, aber ihr bekomme er sicher gut, weil sie ihn unbedingt brauche. Er schmeckte ihr dann so gut, so daß sie mehr als zehn Liter pro Tag getrunken hat, und das zehn Tage lang. Am zehnten Tag nachmittags widerstand er ihr plötzlich (weil sie ihn nicht mehr brauchte). Diese Frau meinte dann: »Wenn einem Säufer der Wein, Most oder Schnaps so gut schmeckt wie mir der Tee, dann glaube ich schon, daß sich diese nicht beherrschen können.« Diese Frau mußte regelmäßig zur Lungenuntersuchung gehen, aber nach dieser Teekur nur noch einmal, da man nichts mehr finden konnte. Das war 1943, und bis heute, 1980, hatte sie keinen Anfall mehr und war seit damals überhaupt nie mehr krank gewesen. Mutterntee ist also nicht nur gegen Ohnmachtsanfälle gut, sondern auch der beste Tee gegen Lungenerkrankungen und Anämie. Vom Mutterntee kann man trinken, soviel man will. Zehn Minuten in heißem Wasser ziehen lassen.

Wenn die Ohnmacht verursacht wird durch Blutüberfüllung im Gehirn, dann ist von Mutterntee abzuraten, da er ein ausgesprochenes Stärkungsmittel ist. Wenn jemand ohnmächtig ist, dann löse man alle beengenden Kleidungsstücke wie Kragen, Halsbinden usw. Ist der Kopf stark gerötet, so muß er hoch gelagert werden. Beim Erbrechen des Kranken halte man den Kopf zur Seite. Zur Anregung der Herztätigkeit und der Atmung wirken am besten Besprengungen der Brust und namentlich des Leibes mit frischem Wasser. Belebend wirkt außerdem das Vorhalten von Riechstoffen wie Kölnisch Wasser oder Äther.

Ohrensausen

Ursache ist meist größerer Blutandrang zum Trommelfell, Reizungen der Gehörnerven; auch die Verhärtung des Trommelfells und der Absonderungen rufen dieses Gefühl hervor.

Gegen dieses Leiden helfen oft das Wassertreten und ganz besonders kalte Fußwickel, die man über Nacht dort läßt. Aber auch hier nur im abnehmenden Mond anfangen wie beim Wassertreten (siehe Seite 220). Wenn es sich um einen Fettpfropfen handelt, dann gehe man zum Ohrenarzt und läßt diesen entfernen. Das Übel ist dann gleich verschwunden.

Bei einem Fußwickel macht man baumwollene Socken bis über die Knöchel naß, windet sie gut aus und zieht sie an. Darüber zieht man dicke Wollsocken, bindet mit warmen wollenen Tüchern noch jeden Fuß recht gut ein und wickelt dann beide Füße zusammen noch mit einer Wolldecke ein. Auf diese Weise zieht man das Blut in die Füße, und der Blutandrang zu den Ohren wird wesentlich gemindert.

Wenn Fußwickel nur unordentlich gemacht werden, erreicht man das Gegenteil von dem, was man erwartet.

Alle kneippschen Wasseranwendungen müssen rechtsseitig beginnen. Dies gilt auch hier. Also zuerst den rechten Fuß fertig machen, bevor man beim linken Fuß anfängt; dies ist sehr wichtig! Statt dessen kann man auch Kohlblätterwickel um die Waden machen und über Nacht dort lassen. Dazu braucht man für jeden Fuß ein bis zwei Kohlblätter (Wirsing), je nach Größe. Hier muß außergewöhnlich fest, gut und warm gewickelt werden.

Kohlblätter taucht man in kaltes oder lauwarmes Wasser ein, damit kein Schmutz dran ist, legt diese auf ein Tuch und walkt mit einer Flasche so lange, bis die Rippen glatt sind. (Die Kohlrippen nicht herausschneiden!)

Operationsvorbereitung

Wenn eine Operation nicht gleich durchgeführt werden muß, dann sollte man drei Wochen vorher Nierentee trinken wie auf Seite 184 angegeben ist und Salbeitee, Seite 183, sowieso immer nehmen, aber hauptsächlich vor einer Operation. Keinen Alkohol trinken! Nach einer Operation heißt es immer: »Atmen Sie jetzt recht tief«, was ja sehr wichtig ist. Diese Atemübung sollte man aber schon vorher machen bzw. üben, damit es der Patient schon selbst gleich machen kann, wenn er von der Narkose erwacht. Ich wurde 1947 an der Galle operiert, und da erwachte ich aus der Narkose erst am vierten Tag; der Chefarzt hatte mich aufgegeben, wie er mir selbst sagte. Hätte ich von der Atemgymnastik nichts gewußt und diese auch nicht gemacht, dann wäre ich damals wirklich gestorben. Diese Atemgymnastik war so schmerzhaft, daß mir der Arzt sagte: »Tausend Ärzte hätten das an meiner Stelle bestimmt nicht gemacht«, und er fragte mich noch, ob ich ein Raucher wäre, was ich verneinte. Darauf der Arzt: »Als Raucher hätten Sie diese Energie nicht aufgebracht.« Dazu möchte ich sagen: Ein Nichtraucher hat bei Operationen und Unfällen viel größere Aussichten, mit dem Leben davonzukommen. Also, wenigstens schon vor einer Operation mit dem Rauchen aufhören, da nach der Operation sowieso nicht geraucht werden darf.

Sehr wichtig wäre, wenn jeder Kranke zur Operation ein Rhythmogramm machen ließe. Ich selbst habe bestimmt schon tausend Operationen im nachhinein veranschlagt, ob sie gut oder schlecht verliefen und dann die Bestätigung erhalten, daß das Biorhythmogramm ausschlaggebend war. Wie wunderbar wäre es, wenn sich jede Operation nach dem Biorhythmogramm richten würde! Das wäre ein Segen für die Patienten und der größte Ruhm für den Operateur, da es dann kaum Komplikationen gäbe. Natürlich gibt es unter 1000 Operationen auch einmal eine Ausnahme bei bestem Rhythmenstand. Ein Arzt, der einen Mann mit Magenkrebs nach meiner Berechnung operiert hatte, sagte mir einmal: »Ja, wo kämen wir da hin, wenn man immer darauf schauen müßte.« Ich sagte ihm dann: »Viel weiter als sonst« und gab ihm gleich Beweise und auch mehrere Gutachten von namhaften Ärzten sowie Kliniken und überzeugte ihn davon. Leider ist dieser Arzt bald darauf gestorben. Das war vor mehreren Jahren. Es gibt leider noch Ärzte, die darüber lachen, ohne daß sie sich die Mühe gemacht hätten, es auch zu studieren. Man sollte aber nie etwas verurteilen, was man nicht kennt. Jeder Übergang, egal ob im männlichen, weiblichen oder intellektuellen Rhythmus, periodischer oder halbperiodischer Tag, bedeutet Gefahr für eine Operation hinsichtlich Embolie, Thrombose, Blutungen oder sogar Tod.

Platzangst

Wer an dieser Krankheit leidet, hat großen Phosphormangel. Um diesen Phosphor dem Körper zuzuführen, sollte man viel Sellerieknollensalat und viel Erdbeeren (Erdbeermarmelade) essen. Walderdbeeren haben mehr Phosphor als jene aus dem Garten. Sellerieknollen haben den meisten Phosphor aller Pflanzen. Sellerieknollen ißt man am besten roh. Reiben, Essig und Öl dazu und wie bei anderen Salaten auch noch etwas Zucker. Kneipp sagt: »Wo Essig dabei ist, da gehört auch Zucker dazu.« Wer den Sellerieknollensalat nicht gerne roh nimmt, der kann die Knollen kochen, aber da müßte man dann auch das Selleriewasser trinken, weil der Phosphor durch das Kochen hier enthalten ist. – Wer vor großen Prüfungen steht, nehme drei Wochen vorher genügend Phosphor zu sich, und er besteht sie leichter. Kinder, die viel Erdbeeren essen, lernen leicht.

Wer an Schüttelfrost leidet, sollte keine Erdbeeren essen.

Prostata (Prostata-Krebs)

Gegen diese Krankheit trinkt man schluckweise kalt 2 Tassen Tee vom kleinblütigen Weidenröschen (Epilobium parviflorum) pro Tag. Eine Prise in zwei Tassen heißem Wasser 10 Minuten lang ziehen lassen. Dazu sollte man auch drei Wochen lang Nierentee trinken, wie auch bei allen anderen Krankheiten. Da es sich in den meisten Fällen um einen Prostatakrebs handelt, so ist es am sichersten, wenn man gleich dazu meine »Krebskur-total« macht.

Wenn ein Mann nur tropfenweise Wasser lösen kann, dann kann dieser, wenn er die obige Anweisung genau befolgt, durchweg nach drei Tagen wieder normal Wasser lösen.

Salbeitee sollte man immer trinken, aber ganz besonders während der Saftkur. Wer meine »Krebskur-total« macht, der sollte die Seiten 171 bis 183 gut durchlesen, ganz besonders die Seiten 171 sowie 172.

Rheuma

Gegen Rheuma aller Art trinkt man drei Wochen Nierentee wie bei allen anderen Krankheiten. In diesem Falle ist es aber gut, wenn man nach drei Wochen ein bis zwei Wochen aussetzt und dann nochmals den Nierentee trinkt. Bei Rheuma hat man viel zu viel Harnsäure im Körper, die durch Erkältung zu Kristall wird, was dann die Schmerzen in den Gelenken, Muskeln usw. verursacht. Die Erkältung ist meistens einseitig. Darunter verstehe ich, wenn z. B. ein Luftzug nur an einer bestimmten Stelle des Körpers spürbar ist.

1943 bin ich zu der Überzeugung gekommen, daß bei jeder Krankheit die Nieren nicht richtig funktionieren, dieses gilt im besonderen bei Rheuma. Aus diesem Grunde sollte man für längere Zeit keine Fleischsuppe, kein Rindfleisch und kein Schweinefleisch essen, ganz besonders kein geselchtes Fleisch. Außerdem keinen Alkohol trinken. Die Gesundheit geht durch die Küche!

Dazu ist auch der Salbeitee sehr wichtig. Wer immer Salbeitee trinkt, wird nicht leicht krank. Im Salbeitee sind alle Fermente enthalten für sämtliche Drüsen. Ich halte ihn für den wichtigsten Tee überhaupt.

Das wichtigste im Leben ist: 1. Daß man nie aufgewärmte Speisen ißt; 2. daß man immer Salbeitee trinkt; 3. darf kein Gift (Naphthalin, Kampfer, Fliegenspray usw.) in der Wohnung sein. Wo solche Gifte in der Wohnung sind, kann kaum eine Krankheit geheilt werden. Dieses gilt wiederum ganz besonders bei Rheuma-erkrankungen.

Es werden den Patienten oft Moorbäder, Thermalbäder usw. verordnet, die meistens nicht den erwünschten Erfolg bringen. Der Grund dafür: Diese Bäder haben ihre Wirkung nur, wenn man zur gleichen Zeit Nierentee trinkt. Ferner sollte man bei Moorbädern immer, bevor man ins Bad geht, Herztropfen (20 bis 30 Baldriantropfen oder Crataegustropfen) nehmen.

Ruhr

Gegen die Ruhr und starkes Abführen nimmt man einmal am Tag 3 Blutwurztropfen (Tormentilltinktur) oder trinkt eine Tasse Blut-wurztee pro Tag schluckweise kalt. Ein Teelöffel voll Wurzeln in ¼ Liter Wasser 3 Minuten kochen. Die Tropfen nimmt man unverdünnt. Heilung ist nur bei 3 Tropfen. Vier Tropfen sind zuviel. Die Ruhr ist auf diese Weise nach 24 Stunden geheilt. Es kommt selten vor, daß man am zweiten Tag von der Ruhr noch etwas merkt und nochmals diese Tropfen braucht. Es kommt natürlich auch darauf an, wie die Tropfen hergestellt sind. Wer die Möglichkeit hat, sie selbst zuzubereiten, tut gut daran. Wer eine gute und wirksame Blutwurztinktur herstellen will, der sammle die Wurzeln im Herbst, trockne sie 2 bis 3 Tage, schneide sie in kleine Stücke und gebe sie, wenn möglich, in eine dunkle Flasche mit Schnaps (eine handvoll Wurzeln auf ½ Liter Schnaps). Die Flaschen nie ganz voll machen. Das Ganze 3 Wochen an der Wärme stehen lassen und dann abseihen. Zu dieser Tinktur gibt man nochmals Wurzeln und läßt sie wieder 3 Wochen an der Wärme (Sonne) stehen, und so kann man es noch ein drittes Mal machen. Auf diese Weise hat man eine dreifache und unbedingt wirksame Tinktur.

Schlaflosigkeit

Bei Schlaflosigkeit trinkt man abends eine oder mehrere Tassen Apfelschalentee. Er kann warm oder kalt getrunken werden. Dieser Tee ist ein wahres Lebensferment für die Nerven und stärkt sie sehr.

Ich glaube, daß es in einer Familie, im Hause und mit den Nachbarn nie einen Streit gäbe, wenn alle Leute diesen Tee jeden Abend trinken würden. Apfelschalen werden 3 bis 6 Minuten lang gekocht. Wer gerne süß mag, der kann sie mit Kandiszucker kochen.

Wenn man getrocknete Apfelschalen 10 Jahre aufbewahrt, dann haben sie noch denselben Wert wie frische. Apfelschalen werden nie ganz trocken, sind immer feucht zum Angreifen und werden nie grau.

Schluckaufkrankheit

Bei dieser Krankheit nimmt man einen Teelöffel voll Kümmel und schluckt diesen, ohne zu zerkauen, mit etwas Wasser. Längstens nach zwei Stunden kann ein solcher Patient vollkommen gesund sein. Am 28. Juli 1964 war ich im Kurheim »Maria vom Sieg« in Wigratzbad, da kam ein Pfarrer mit dieser Krankheit zu mir, und ich versicherte ihm, daß er längstens nach zwei Stunden vollständig geheilt sein werde. Dieser Herr Pfarrer sagte mir dann mit großer Mühe (denn von früh bis spät hatte er alle Sekunden einen solchen Schluckauf), er könne ja kaum noch reden, er sei schon monatelang von Arzt zu Arzt gelaufen, und zwar ohne Erfolg. Darauf sagte ich zu ihm, daß Papst Pius XII. an dieser Krankheit gestorben sei, und da habe man gewiß die besten Ärzte herangezogen. Ich versicherte ihm nochmals das vorher Gesagte und gab ihm gleich einen Teelöffel voll Kümmel. Sie werden es kaum glauben: »Nach fünf Minuten war er gesund.« Dieser Herr Pfarrer war mein zweiter Patient in Wigratzbad, wo ich elf Jahre nur chronisch Kranke beraten habe. Mein erster Patient war Herr Josef Rädler, mit Dick- und Dünndarmkrebs, der Bruder der Besitzerin des Kurheimes. Dieser Mann war so schwer krank, daß er nicht mehr sitzen konnte. Nach der Untersuchung versicherte ich ihm, daß er nach acht Tagen wieder leichte Arbeiten verrichten könne, da sein Herz und seine Lunge außergewöhnlich gut wären. Er konnte das schon nach fünf Tagen. Als der Herr Pfarrer schon nach fünf Minuten gesund war, hatte ich bei allen das volle Vertrauen und innerhalb von drei Tagen hatte ich über 60 Patienten beraten, und zwar mit bestem Erfolg. Ich glaube, daß mir alle Patienten mit Schluckaufkrankheit sehr dankbar sein werden. Wenn Sie mir den Erfolg melden würden, wäre ich Ihnen sehr dankbar.

Schüttelfrost

Bei Schüttelfrost legt man zwischen den Körper und die Arme je eine gut verschließbare, mit heißem Wasser gefüllte Halbliterflasche und steckt diese in Wollsocken. Dasselbe macht man zwischen Beinen – also Ober- und Unterschenkeln. Hier kommen noch zusätzlich außen links und rechts je zwei solche Flaschen dazu, ebenso eine an die Fußsohlen. Auf die Brust lege man ein Heizkissen, bzw. einen Thermofor.

Auf diese Weise ist man nach ca. 10 Minuten vom Schüttelfrost befreit.

Schwangerschaft

Schwangere Frauen machen oft den Fehler, daß sie zu gut und zu viel essen, damit sie ein starkes Kind bekommen, und das ist hauptsächlich in den letzten zwei Monaten sehr schlecht. Ein solches Baby kann dann oft eine schwere Geburt verursachen. Ein im Mutterleib schon überfüttertes Baby hat nachher meistens einen schlechten Appetit. Damit es keine oder kaum Komplikationen bei der Geburt gibt, sollte jede schwangere Frau 3 bis 4 Wochen vor der Entbindung eine Tasse Silber- und Frauenmänteletee pro Tag schluckweise kalt trinken. Aber ja nicht mehr als eine Tasse täglich, denn sonst erreicht man das Gegenteil! Eine Prise Silber- und Frauenmäntele gemischt, läßt man 10 Minuten in einer Tasse voll heißem Wasser ziehen. Man kann auch Silber- oder

Frauenmänteletee trinken, aber besser ist es, beide zusammen gemischt.

Schwermut – geisteskrank – nervenkrank

Gegen diese Leiden wirkt der Apfelschalentee oft wie bei Schlaflosigkeit (siehe dort). Dazu sollten solche Kranke noch eine Tasse Storchenschnabelkrauttee pro Tag schluckweise kalt trinken. Eine Prise rotes Storchenschnabelkraut (Geranium robertianum) in einer Tasse heißem Wasser zehn Minuten ziehen lassen. Dieser Tee kann ein ganzes Jahr lang getrunken werden. Auch Melissen- und Schlüsselblumentee wirken gut.

Außerdem wirken Ganzwaschungen mit Essigwasser oft wahre Wunder, wenn man diese Waschungen richtig macht. Es gibt natürlich viele Fälle, wo auch diese genannten Anwendungen nicht mehr helfen.

Sodbrennen

Bei diesem Leiden hat man zu viel Magensäure. Hier trinkt man Wermuttee, siehe Magenerkrankungen. Um augenblicklich zu helfen, ißt man ein Stück Fettkäse (sofern man keinen Leberschaden hat und die Gallenfunktion in Ordnung ist) ohne Brot oder ein Stück Speck oder Wurst, ebenfalls ohne Brot.

Fettkäse, Speck oder Wurst verzehren die überschüssige Magensäure. Mit Brot gegessen, erzeugt dies hingegen noch mehr Magensäure und das Sodbrennen wird noch schlimmer.

Stottern

Da das Stottern eine Nervensache ist, sollten die davon Betroffenen am Abend Apfelschalentee trinken (1 bis 3 Tassen), warm oder kalt, auch Melissentee. Apfelschalen 3 bis 6 Minuten kochen. Wenn man gern Süßes hat, dann mit etwas Kandiszucker.

Das Stottern ist aber zudem auch eine Verkrampfung im Gehirn. Wenn ein Stotterer sprechen will, dann verkrampfen sich die Nerven, und dadurch bringt er kaum ein Wort hervor. Er sollte morgens ¼ Liter Milch mit Anserine trinken. Wer keine Milch vertragen kann, der kann auch eine Prise Anserine in Wein oder Most kochen (siehe Seite 219).

Trigeminusneuralgie

Bei dieser Erkrankung, die ja furchtbar schmerzhaft ist, macht man Klopfmassagen mit einem möglichst neuen, zusammenlegbaren, 10teiligen, hölzernen Zimmermanns-Meterstab von 200 cm Länge (siehe Abb. 1). Man zieht ihn ganz auseinander und legt ihn in der Mitte zusammen (Abb. 2). Nun legt man die jeweils äußeren zwei Teilabschnitte wiederum zurück (Abb. 3) und drückt anschließend den wie ein großes »M« aussehenden Meterstab zusammen (Abb. 4). Bei der Markierung »20 cm« (Abb. 5) die oberen 4 Teilstücke nochmals nach unten klappen. Nun kann man mit dem Klopfen beginnen, indem man den so zusammengelegten Meterstab mit einer Hand ungefähr bei der Markierung »93 cm« hält. Der Aufschlag auf die obere Kopfstirnseite soll bei der Markierung »8 cm« erfolgen (Abb. 7) – auf diese Weise gibt es einen Doppelschlag, der absolut nicht weh tut. Würde man mit dem oberen Ende, also zwischen »12–18 cm« klopfen, so würde das schmerzen. Nach jedem Schlag hat man weniger Schmerzen und nach 5 bis 10 Minuten ist man schmerzlos. Nach 12 bis 24 Stunden bekommt man in abgeschwächter Form wieder Schmerzen. Dann macht man 10 Tage lang wieder 5 bis 10 Minuten wie zuvor die Klopfmassage. Bald tritt Besserung ein.

Es gibt nun Trigeminusneuralgiekranke, die sich oft 8 Tage nicht waschen, weil sie schon größere Schmerzen haben, wenn sie nur mit der Hand in die Nähe des Gesichtes kommen. Zum Trost kann ich versichern, daß das Klopfen nicht weh tut.

Durch das Klopfen werden die elektromagnetischen Eisenteilchen, die um den Trigeminus sitzen, auseinandergerissen und auf diese Weise entmagnetisiert und in die Blutbahn weiterbefördert.

Dazu soll noch Atemgymnastik wie bei zu hohem Blutdruck gemacht werden.

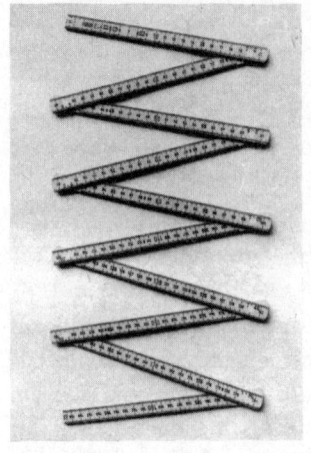
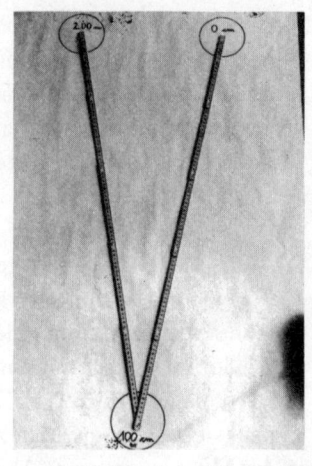
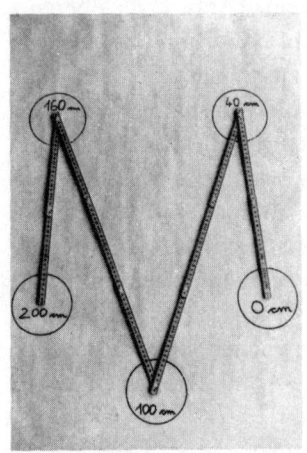
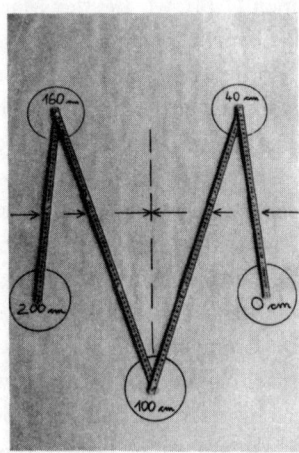

Leichte Klopfmassagen zur Behandlung der Trigeminusneuralgie.
Man führt sie selbst mit Hilfe eines Meterstabs aus.

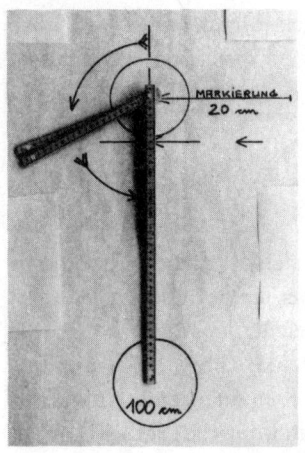
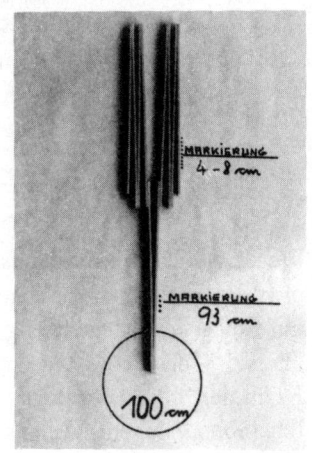

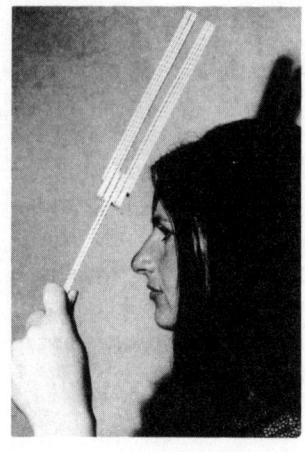

Die genaue Anleitung zu dieser Klopfmassage bei Trigeminusneuralgie siehe Seite 233 und 236.

(N.S.: Anstelle eines 200 cm langen Meterstabes kann man logischerweise auch einen 100 cm langen, 6 teiligen, verwenden. Die Wirkung ist dieselbe!)

Trunksucht

Wer einen Trinker im Haus hat, dieser sich oft und oft vorgenommen hat, nicht mehr zu trinken, dies aber nie fertigbringt, dann ist mit Sicherheit Mottenzeug oder dergleichen (siehe Seite 242) im Hause. Wo solches Gift im Hause ist, da kann man kaum eine Krankheit heilen, und Trunksucht ist eben auch eine Krankheit. Ich möchte sagen: Willensschwäche. Bei diesen Trinkern ist die geringste Freude oder der geringste Ärger schon wieder Anlaß zum Trinken. Also weg mit diesem Gift! Und das Ausräuchern mit Duftharz nicht vergessen.

Venenentzündung

Bei Venenentzündung macht man kalte Essigwasserwickel. Auch Lehmwickel, mit Essigwasser angemacht, wirken schnell und gut. Auch Topfenwickel sind zu empfehlen. Diese Wickel macht man ein- bis dreimal am Tag. Nach drei bis vier Tagen sind solche Patienten auf diese Weise von ihren Schmerzen befreit. Aber auch hier gehört Nierentee, wie bei allen anderen Krankheiten, dazu. Bei jeder Entzündung ist es auch wichtig, daß man oft am Tag einen kleinen Schluck reines Wasser trinkt.

Warzen – Muttermale

Diese zwei Sachen sind harmlose Krebserkrankungen und sind sehr einfach zu behandeln. Man legt Ringelblumenblätter, -blüten oder beides auf die betreffende Stelle, bindet sie fest und läßt sie über Nacht dort. Wenn man keine Ringelblumen hat, dann kann man auch Ringelblumensalbe (Calendulasalbe) darauf geben.
Muttermal-Operationen können sehr gefährlich sein!

Wenn Kinder Zähne bekommen

Es kommt vor, daß Kinder während des Zahnens sehr viel leiden müssen und tagelang nur schreien. Nun, diesem Übel kann man leicht abhelfen, indem man ihnen alle zehn Minuten einen Teelöffel voll reines Wasser gibt. Sobald ein schreiendes Kind einen Teelöffel voll Wasser in den Mund bekommt, ist es auf der Stelle ruhig. Nach zehn Minuten wird es meistens wieder unruhig und dann gibt man eben wieder Wasser.

Wenn Sie dies machen, dann wird Ihr Kind beim Zahnen nie Beschwerden haben, und es bekommt bessere und stärkere Zähne als sonst.

Zuckerkrankheit (Diabetes)

Die Kneippkur besteht hier aus Diät und Wasseranwendungen.

Alle süßen Speisen sind verboten, ebenso der Genuß von Alkohol, Koffein und Teein. Ferner dürfen Weißbrot, Semmel, Fleischbrühe und Mehlspeisen nicht gegessen werden. An deren Stelle viel Gemüse, Salate, mageres Fleisch, Kartoffeln (jedoch nicht gebraten), grobes Brot, Haferflocken, Haferspeisen und rohes Obst.

Besonders empfehlenswert ist eine Kur mit Topfenkäse – längere Zeit abends zu sich nehmen. Unbedingt erforderlich ist langsames Essen und gutes Kauen der Nahrung.

Innerlich: Tee von Bohnenschalen, Benediktuskraut, Brombeerblätter, Heidelbeerblätter und goldenes Fingerkraut. Diese alle zusammen läßt man in 2 bis 3 Tassen heißem Wasser 10 bis 15 Minuten lang ziehen. Während des Tages schluckweise kalt trinken.

Außer diesem nimmt man noch ein- bis zweimal am Tag je 3 Blutwurztropfen (Tormentilltinktur).

11   Allgemeine praktische Ratschläge

Rauchen ist schädlich!

Wer weiß, wie sehr das Rauchen schadet, raucht nicht. Heute ist das Rauchen viel schädlicher als in früheren Zeiten, da wir sowieso schon viel schlechtere Luft einatmen. Eine Zigarette schadet heute mehr als früher drei Stück. Wer 10 bis 20 Stück am Tag raucht, der schadet seiner Gesundheit schon gewaltig. Männer, die soviel rauchen, sind oft bereits mit 40 Jahren, mit 60 Jahren fast ausnahmslos impotent. Also mit 60 schon ein alter Mann. Ein Nichtraucher dagegen ist mit 90 noch zeugungsfähig. Man denke hier auch an den Familienfrieden. Was leidet dann eine junge Ehefrau. Oft wird dadurch eine Eheglück ganz zerstört. Dieses allein sollte schon sehr zu denken geben.

Und nun, wem schadet es noch mehr: Erstens der Lunge (wie husten doch Raucher schon in der Frühe, und was für einen Auswurf sie haben). Dann denke man an den Lungenkrebs. Bei Nichtrauchern gibt es diese Krankheit selten. Wieviele Raucher haben Kehlkopfkrebs. Dann schadet es dem Magen; ob inhaliert wird oder nicht, ist gleich. Ein Nichtraucher hat, wenn er einmal operiert werden muß, viel mehr Aussichten, mit dem Leben davonzukommen als der Raucher; selbst ein Verunglückter hat mehr Überlebenschancen. Beinamputationen müssen, außer bei Unglücksfällen, hauptsächlich nur bei Rauchern vorgenommen werden (Raucherbein).

Um sich das Rauchen abzugewöhnen, mache man folgendes: Man rauche eine Zigarette mit Genuß und mit dem Vorsatz: »Ich rauche nie mehr«, überlege sich alle Nachteile und rechne aus, was man im Jahr, in 10, 20 oder 30 Jahren ausgibt. Wenn man am 1. Jänner für ein Jahr die Zigaretten kaufen müßte – ich glaube, daß es dann nicht mehr viele Raucher gäbe. Nur auf diese Weise kann man sich das Rauchen abgewöhnen. Für Frauen ist das Rauchen noch viel schädlicher! Im besonderen während der Schwangerschaft für Mutter und Kind!

Das Rauchen hat natürlich noch weitere Nachteile und Vorteile überhaupt keine.

Viele meinen, der und der hat schon von Jugend an geraucht und ist doch sehr alt geworden. Nun ja, das stimmt, aber, wenn zwei das gleiche tun, so ist es nicht dasselbe, und das menschliche Alter betrüge wahrscheinlich mehr als 100 Jahre! Jedes Tier, so es nicht getötet wird, lebt siebenmal so lange, als es zur Entwicklung braucht, und der Mensch ist erst mit 20 bis 21 Jahren voll entwickelt.

Mottengift

Sollten sie Naphthalin, Kampfer (natürlicher Kampfer [Champhora] wird aus Holzspänen des Kampferbaumes gewonnen und ist unschädlich; künstlich aus Kohleabfall von Gaswerken!), DDT oder dergleichen gegen Motten und Schaben in der Wohnung haben, oder Fliegenspray, Luftreiniger in WC usw., dann müßten Sie diese Gifte restlos entfernen und nachher die Wohnung 14 Tage jeden Tag einmal mit Duftharzrauch tüchtig ausräuchern. Z. B. mit »Weihrauch«, einem Baumharz, das Ameisen zusammentragen, und aus den Ameisenhaufen wird es dann gewonnen (in Apotheken und Drogerien erhältlich).

Wo obengenannte Gifte in einer Wohnung sind, ist eine Krankheit kaum zu heilen.

Statt Naphthalin, künstlich gewonnenem Kampfer, DDT usw. verwendet man natürliche Mittel, z. B. Lavendel, Nußblätter, Hopfen, Waldmeister, Wermut, Speickseife, Kernseife, Tabak, Parfüm bzw. Champhora.

Ein kleines Erlebnis
zum Thema Mottengift

1945 war ich bei meiner Mutter und meiner Schwester eine Woche auf Urlaub. Wie immer hatte ich für meine Freizeit einige Bücher über Heilkunde bei mir, um zu lernen. Ganz besonders interessierte mich die Augendiagnose von Dr. Wirz. Als ich im Buch einige Seiten las, blickte ich zu meiner Schwester und sagte: »Komm her zu mir und lies selbst, was Dr. Wirz über die verschiedenen Mottengifte schreibt. Wenn du also solches im Hause hast, wirf es weg, denn hier kannst du lesen, daß man keine Krankheit heilen kann, wo dieses Gift in einer Wohnung vorhanden ist.« Darauf meinte meine Mutter: »Wir haben immer Mottenkugeln gehabt, und bei uns war doch niemand krank.« Dabei wußte ich, daß kein Monat verging, wo nicht ein Arzt in unserer Wohnung war! Meine Mutter hatte seit meiner Geburt Fuß- und Beinbeschwerden, und mein Vater war ein Trinker. Er hat meinen Geschwistern und mir unzählige Male versprochen, nicht mehr zu trinken – und das meistens unter bitteren Tränen. Im Buch von Dr. Wirz stand jedoch: Auch Trunksucht ist eine Krankheit. Ein Trinker kann sich 100mal vornehmen, nichts mehr zu trinken – und doch können geringster Ärger oder kleinste Freude wiederum Anlaß sein, erneut rückfällig zu werden. Genauso war es bei meinem Vater, bis er starb. Er war ein ausgezeichneter Maurermeister – hatte aber selten Geld, da er es durch seine Trunksucht nicht zusammenhalten konnte. Dadurch hatte meine Mutter kaum Geld, und so mußte sie als Wäscherin uns fünf Kinder ernähren.

Nach diesem Gespräch mit meiner Mutter und meiner Schwester über dieses Mottengift im Buch von Dr. Wirz wußte ich, daß wir einen guten Vater gehabt hätten, wären nie Mottenkugeln in unserer Wohnung gewesen! Waren wir also nur wegen dieses Giftes arm? Konnte ich deshalb nicht eine höhere Schule besuchen, was ja immer mein größter Wunsch gewesen wäre? So blieb mir also nichts anderes übrig, als mir nur so viele Bücher zu kaufen, wie mein bescheidenes Taschengeld zuließ. »Glück« bedeutete für mich, sowohl durch diese Bücher als auch durch Besuche von Vorträgen zu lernen. Mein Prinzip war stets, die Zeit zu nützen und nicht, die Zeit zu vertreiben! Diesem Grundsatz bin ich selbst heute noch treu, trotz meiner 81 Jahre, und ich danke jeden Tag unserem Herrgott, daß ich arbeiten, lernen, lehren und somit meinen Mitmenschen helfen darf und kann!

Warum wiedergekochte Speisen wertlos,
je sogar schädlich sein können

Dazu nur ein einziges Beispiel: Wissenschaftler machten mit 150 Mäusen folgenden Versuch: 50 Mäuse bekamen frisch gekochte Speisen. Bei 50 wurden die Speisen 20 Minuten kaltgestellt und dann wieder aufgewärmt und zum Fressen gegeben. Bei den nächsten 50 wurden die Speisen 5 Stunden kaltgestellt und dann wieder aufgewärmt und verabreicht. Nun hört zu, was dann geschah: Diese letzten 50 gingen innerhalb eines Monats alle an Zerfall zugrunde. Die eine Maus verlor innerhalb von etwa 2 Stunden am ganzen Körper die ganzen Haare und ging dann etwa 2 Stunden danach ein. Andere von ihnen verloren einen abgestorbenen Fuß, den Schwanz oder die Ohren und sind dann auch eingegangen. Andere wieder brachen tot zusammen, ohne daß man ihnen äußerlich etwas ansehen konnte. Sie wurden dann seziert, und es konnte bei ihnen festgestellt werden, daß die Speiseröhre an zerfallener Stelle getrennt war, oder die Nieren nirgends mehr angewachsen waren. Bei diesen 50 Stück dauerte es also einen Monat, bis die letzte einging.

Bei den 50, bei denen man die Speisen nur 20 Minuten kaltstellte und dann wieder aufgewärmt hatte, dauerte es 3 Monate, bis alle in gleicher Weise zugrunde gingen. Also gingen alle an Zerfall schmerzlos ein. Die ersten 50, welche frisch gekochte Speisen bekamen, waren nach 3 Jahren noch vollkommen gesund!

Wenn man Hunger hat, dann ist es ein Zeichen, daß Zellen abgestorben sind, die durch frische Kost wieder ersetzt werden. Ißt man aber wiedererwärmte bzw. wiedergekochte, also vitaminarme Speisen, dann werden eben diese Zellen, auf lange Sicht gesehen, nicht ersetzt. Also sind wiedergekochte Speisen nicht nur wertlos, sonder können sogar schädlich sein.

Wiedererhitzte Speisen sind nur noch nutzlose Nahrungsmittel (Ballast), aber keine Lebensmittel mehr. Um ein Lebensmittel handelt es sich nur dann, wenn man davon leben kann. Genannte Speisen stopfen nur noch die Löcher und stillen den Hunger, aber leben kann man nicht davon. Ebenso zählen bereits fertiggekochte, tiefgekühlte Speisen zu aufgewärmter Kost.

Es gibt nun Leute, die meinen, man esse ja nicht nur lauter

wiedererhitzte Speisen. Dazu kann ich nur sagen: Dann sind aber eben auch nicht alle Zellen, die täglich absterben, ersetzt worden. Dies kann man mit einem Ziegeldach vergleichen. Z. B. reißt ein Sturm 10 Ziegel vom Dach, und jetzt wechselt man davon nur 8 Stück aus. Beim nächsten Sturm wieder 10 Stück, und wieder werden nur 8 Stück ersetzt. Auf diese Weise hätte man bald kein Dach mehr über dem Kopf.

Dazu könnte ich aus meinen vielen Erfahrungen noch genug Beispiele angeben, wie es Leuten geht, die viele aufgekochte Speisen essen.

Also merken Sie sich gut:
Nie mehr wiedererhitzte bzw. wiedergekochte Speisen essen!

Wasseradern
oder auch Erdstrahlen genannt

Nach meinen Erfahrungen liegen die meisten Krebskranken und auch andere scheinbar unheilbare Kranke auf sogenannten schädlichen Erdstrahlen, ja, meistens auf solchen Kreuzungen, die dann noch schädlicher sind.

Aus diesem Grunde sollte man einen Rutengänger oder einen Pendler kommen lassen, um dieses festzustellen und dann dort liegen, wo es »rein« ist. Es gibt Leute, die nicht daran glauben, aber wenn man sechs Rutengänger kommen läßt, und jeder findet die Wasseradern am gleichen Ort, dann muß es doch stimmen. Bei mir z. B. schlägt eine Wünschelrute nicht aus, aber deswegen gibt es sie doch. Es gibt Leute, die gesund sind, und dann übersiedeln sie in ein anderes Haus und sind dann oft von dieser Stunde an immer krank. Aber nur, weil sie jetzt auf einer Wasserader liegen. Es gibt mehrere Bücher, die darüber reichlich Bescheid geben, und man kann sich davon überzeugen. Ich besitze ein Buch von Frau Käthe Bachler (Salzachtal; Badstr. Süd 36/ A–5400 Hallein-Salzburg) und kann es jedem nur bestens empfehlen. Der Titel lautet: *Erfahrungen einer Rutengängerin, Geobiologische Einflüsse auf den Menschen.* (Veritas Verlag, Linz-Wien-Passau; das Buch ist beziehbar auch bei Frau Käthe Bachler selbst.)

Noch einige praktische Winke
für den Landwirt

1. Wenn eine Kuh nicht aufnehmen will, dann gibt man drei Tage je eine Handvoll kurzgeschnittenes Storchenschnabelkraut (das rote) unter Kraftfutter gemischt, das ziemlich gut gesalzen ist. Auf diese Weise bleibt der Erfolg nicht aus.

2. Bei Ruhr oder starkem Abführen gibt man zweimal am Tag je zwölf Blutwurztropfen mit etwas Wasser oder einen Liter Blutwurztee am Tag. Die Wurzeln werden drei Minuten gekocht. Einem Menschen gibt man zweimal am Tag je drei Tropfen oder eine Tasse Tee (Tormentilla).

3. Bei Maul- und Klauenseuche gibt man einem Rind oder einer Kuh einen Eimer voll Heublumentee am Tag und einem Kalb nur die Hälfte oder noch weniger. Auch vor der Schlachtung ist dieses zu empfehlen, da dadurch das Fleisch wesentlich verbessert wird und jedes Stück in drei Wochen ca. 30 kg zunimmt. Saubere Heublumen verwenden.

4. Damit eine Kuh leicht kalbt, gibt man ihr drei Wochen vorher einen Liter Silber- und Frauenmänteletee am Tag. Zehn Minuten in heißem Wasser ziehen lassen. Zur leichteren Entbindung für eine Frau gibt man nur eine Tasse am Tag, die man im Laufe des Tages schluckweise kalt trinkt.

5. Wenn ein Stück Vieh bläht und evtl. schon liegt und nicht mehr aufstehen kann, dann steckt man einen Knollen Butter in den After, hält mit der Hand ca. fünf bis zehn Minuten zu, damit dieser sich auflösen kann. Wenn man dann losläßt, so läuft es wie ein offenes Brunnenrohr.

Mein einziges Ziel

Mein einziges Ziel ist es, trotz meiner 80 Lebensjahre, durch meine Schrift nicht nur der leidenden Menschheit, sondern auch den Krankenkassen, dem eigenen und auch anderen deutschsprachigen Staaten zu dienen; vielleicht später auch noch vielen anderssprachigen Völkern.

Wenn die Landwirte meine »Fünf praktischen Winke für die Landwirtschaft« genau beachten, dann habe ich auch ihnen geholfen und somit wieder für die Staaten finanziell viel geleistet.

Rudolf Breuß

Deutsch-lateinisches Kräuterverzeichnis

Angelika (Rietpaguden) – Archangelika officinalis
Anserine (Krampfkraut) – Potentilla anserina
Baldrian (Augenwurz) – Valeriana officinalis
Bibernelle – Pimpinella major (die kleine – Pimpinella saxifraga)
Blutwurz – Potentilla tormentilla
Brennessel – Urtica dioica (die kleine – Urtica urens)
Frauenmäntele – Alchemilla vulgaris
Fünffingerkraut – Potentilla reptans
Fünffingerkraut, goldenes – Potentilla aurea
Gundelrebe – Glechoma hederacea
Hauswurz – Sempervivum tectorum
Holunder – Sambucus nigra
Isländischmoos – Cetraria islandica
Johanniskraut – Hypericum perforatum
Katzenschwanz (Zinnkraut) – Equisetum arvense
Kümmel – Carum carvi
Malve Käsepappel – Malva neglecta
Muttern (Mataun) – Meum mutellina (wächst auf ca. 1400 m)
Pfefferminze – Mentha piperita
Ringelblume – Calendula officinalis
Salbei – Salvia officinalis
Schafgarbe – Achillea millfolia
Schellkraut – Chelidonium majus
Schlüsselblume – Primula veris
Silbermäntele – Alchemilla alpina
Spitzwegerich – Plantago lanceolata
Storchenschnabelkraut – Germanium robertianum
Taubnessel (weiße) – Laminum album
Vogelknöterich (Wegtritt) – Polygonum aviculare
Wermut – Artemisia absinthium
Zinnkraut – Equisetum arvense

Verzeichnis der unter Kap. 10 aufgeführten Krankheiten und Beschwerden

Anämie
  (s. Blutarmut)
Angina
Appetitlosigkeit
Arterienverkalkung
Arthritis
Arthrose
Asthma
Aufstoßen
Ausfluß

Basedow (Kropf)
Bauchwassersucht
Bettnässen
Blutarmut
Blutdruck, zu hoch
Blutdruck, zu nieder
Blutungen aller Art
Bronchialasthma
  (s. Lungenasthma)
Bronchitis

Darmträgheit
Diabetes
Diphtherie
Durchfall
  (s. Ruhr)

Eingezogene Finger
Entzündungen aller Art

Frostbeulen
Füße (offene)

Galle, zu wenig
Gallenblasenentzündung
  (s. Entzündungen aller Art)

Gallenkolik
  (s. Kolik)
Gastritis
Gelbsucht
Geschwüre, äußerlich
Geisteskranke
Grauer Star
Grippe

Hämorrhoiden
Hautkrankheiten
Herzasthma
Herzmuskelschaden
Herzwassersucht
Heuschnupfen
Husten

Kindergicht
Kinderlosigkeit
Kniegelenkentzündung
  (s. Arthritis)
Kopfschmerzen
Krämpfe
Krampfadern
Kropf (Struma)
Krebs
Kreislaufstörungen
Koliken

Leukämie
Lungenasthma
Lungentuberkulose

Magenerkrankungen
Magengeschwür
Mundgeruch
Muttermale

251

Migräne (s. Kopfschmerzen)

Nebennierenerkrankungen
    u. ihre Symptome
Nervenerkrankungen
Nieren- und Gallenkolik

Ohnmacht
Ohrensausen

Platzangst
Prostata

Rachenkatarrh
    (s. Entzündungen aller Art)
Rheuma
Ruhr

Schlaflosigkeit
Schluckauf
Schnupfen
    (s. Entzündungen aller Art)
Schreckhaftigkeit
    (s. Platzangst)

Schüttelfrost
Schwangerschaftsbeschwerden
Schwermut
Sodbrennen
Stottern
Stuhl (weiß)
    (s. Galle, zu wenig)
Stuhlverstopfung
    (siehe Darmträgheit)

Trigeminusneuralgie
Trunksucht
Tuberkulose

Venenentzündung

Warzen
Wassersucht
    (s. Herzwassersucht)

Zahnen bei Kindern
Zuckerkrankheit
    (s. Diabetes)
Zwölffingerdarmgeschwür

Nachwort

Die Krebskrankheit, die insbesondere in industrialisierten Ländern einer Seuche gleich sich auszubreiten beginnt, ist sichtbarer Ausdruck der Hybris unserer Zeitalters, das an die Stelle einer naturgegebenen Ordnung das Chaos zu setzen im Begriffe ist. Die Medizin versteht unter Krebs die Entartung von Körperzellen, die, in Auflehnung gegen die im Organismus waltenden Gesetzmäßigkeiten, sich zu teilen beginnen und durch ein hemmungsloses infiltrierendes Wachstum auf Kosten der sie umgebenden Zellen zur Bildung von Geschwülsten Anlaß geben. Bezeichnenderweise erhält die Krebszelle ihr Leben nicht durch Atmung, d. h. durch Gasaustausch, indem sie den Sauerstoff der Luft in sich aufnimmt und die Kohlensäure ausatmet. Ein Gärungsprozeß tritt an die Stelle der Zellatmung. Zu Recht hat man den Krebs als eine »Katastrophe der Form« bezeichnet, und man begreift damit das destruktive Wachstum, das nicht auf den Aufbau oder die Erhaltung menschlicher Organformen hingeordnet ist, sondern zu chaotischen Gebilden, zu knollenartigen oder blumenkohlförmigen Gewächsen führt.

Diese gegen alle im Körper waltenden Ordnungsgesetze rebellierende und eine eigenständige Lebensform sich anmaßende Krebszelle ist ein Abbild der Situation der gegenwärtigen Menschheit, eine Art organgewordener Autismus, Ausdruck einer Isolation, einer bitteren Vereinsamung, welcher der Mensch innerhalb des zerbröckelnden Gefüges der Gesellschaft erliegt. So erscheint die Krebszelle als ein Produkt des Verfalls humaner Lebensformen, ein Sinnbild für eine Welt, die sich höheren Ordnungsgesetzen verschließt, gegenüber der Offenbarung des Geistes blind geworden, materiellen Lebensinhalten sich ausliefert.

Es war die gegen Ende des 19. Jahrhunderts von Rudolf Virchow gegründete Zellularpathologie, welche die Medizin hinsichtlich der Auffassung von der Natur des Krebses auf einen Irrweg geführt hat. Das Dogma von dem lokalen Charakter der Krankheit hat zu verhängnisvollen Konsequenzen für die Therapie geführt, die glaubt, durch Ausrottung der entarteten Zellen mittels Stahl und Strahl, d. h. durch operative und strahlentherapeutische Eingriffe der Krankheit Herr zu werden. So wurde die Medizin zum Wegbereiter eines ausweglosen Elends, das sich darin bekundet, daß kaum 20% der an Krebs Erkrankten einer Heilung zugeführt werden können.

Eine so geartete Therapie stellt die Möglichkeit der Abwehr des Organismus gegen den Tumor überhaupt nicht in Rechnung.

Mit welcher Gewißheit kann bei gesicherter Diagnose der Krebserkrankung überhaupt eine Aussage über den Verlauf der Krankheit und den Zeitpunkt des Todes gemacht werden? Wird durch radikale Austilgung des Krebsherdes durch Operation und anschließender Strahlenbehandlung dem Krankheitsgeschehen Einhalt geboten? Hält dieses gegenwärtig von der Medizin vertretene therapeutische Konzept jeder Kritik stand, oder birgt es unkalkulierbare Gefahren in sich?

Die Frage erhebt sich, ob der auf den Krebsherd eingeengte Krankheitsbegriff nicht etwa nur einen Bruchteil der Wirklichkeit wiedergibt und ob wir damit unseren Blick verhüllen gegenüber den Möglichkeiten des Organismus, der Krankheit entgegenzutreten. Ja, ob wir nicht durch diese auf den mikroskopischen Befund reduzierte Betrachtungsweise den Menschen und sein Schicksal übersehen und ihm keinerlei Chance zugestehen, seiner Krankheit Herr zu werden.

Die Betrachtung eines aus dem Körper ausgesonderten Gewebsstückes unter dem Mikroskop vermag uns zwar über die normale oder pathologische Gestalt einer Zelle Aufschluß zu geben. Doch erweist sie sich als ungeeignet, uns über das Geschehen innerhalb der Zelle, über die vitalen Abläufe im Protoplasma aufzuklären.

Im Falle der Annahme einer gesunden, unverdächtigen Zelle kann nicht ausgeschlossen werden, ob diese nicht unmittelbar vor der Entartung steht. Andererseits sagt uns das momentane Bild einer entarteten Zelle nichts darüber aus, ob sie möglicherweise auf dem Wege der Heilung sich befindet. Der durch eine solch fragwürdige Diagnostik erhobene Befund verleitet den Arzt zu dem lapidaren Urteil: gesund oder krank, was allsogleich das

Schicksal des Patienten besiegelnde Maßnahmen im Gefolge hat. Kurzum, das therapeutische Vorgehen des Arztes fußt nicht selten auf einem verhängnisvollen Trugschluß.

Die Medizin hat heute trotz des Einsatzes verschwenderischer finanzieller Mittel so gut wie gar nichts zur Beantwortung der Frage beigetragen, wo die Ursachen einer Krebserkrankung zu suchen sind. Sie hat zwar eine Reihe krebserzeugender chemischer Substanzen und jonisierender Strahlen aufgeführt. Doch ist sie rasch bereit, durch die Festlegung einer Toleranzgrenze furchtsame Gemüter zu beruhigen. Man erinnere sich nur an den immer wieder neu entfachten Streit um die schädliche Wirkung gewisser Süßstoffe, die bald als cancerogen, bald als völlig harmlos bezeichnet werden.

Aufgrund fehlender Erkenntnisse über das Phänomen Leben, das die Naturwissenschaft physikalisch-chemisch interpretieren zu müssen glaubt, wird die Medizin noch einige Zeit unfähig sein zu begreifen, daß der menschliche Organismus, der aus Naturstoffen aufgebaut ist, grundsätzlich gegenüber denaturierten, chemisch veränderten Substanzen sich abweisend verhält. Sie sind ihm nicht adäquat. Dies besagt: Stoffe, die der Mensch durch Analyse oder Synthese in der Retorte gewinnt, wodurch ihr naturhaft-organischer Charakter zerstört wird, sie der Natur entfremdet werden, sind unweigerlich als Körpergifte zu verstehen, gleichgültig, ob die vergiftende oder zellschädigende Wirkung sogleich oder erst nach längeren Zeiträumen zutage tritt.

Toleranzgrenzen besagen nichts. Was weiß die Medizin heute darüber auszusagen, wie eine Vielzahl von dem Organismus einverleibter Stoffe, die unterhalb der Toleranzgrenze liegen, sich gegeneinander verhalten, ob sie ihre Wirkungen nicht gegenseitig beeinflussen und ob solche in der Mehrzahl auftretende Stoffeswirkungen nicht ganz anders zu beurteilen sind, wie etwa die Summe der Wirkungen einzelner Stoffe. Noch immer hat die herrschende Lehre nicht begriffen, daß das Ganze nicht die Summe seiner Teile ist.

Wenn wir uns der toxischen Situation zuwenden, so müßte man meinen, daß es angesichts der endlosen Reihe von Katastrophen keines besonderen Aufwandes bedarf, um die Überzeugung zu begründen, daß der menschliche Organismus gegen eine wachsende Flut organfeindlicher und zellschädigender Stoffe sich zu wehren genötigt sieht. Die Nahrungsgifte, die Atmungsgifte sind Legion, von den Strahlenschädigungen durch Röntgendiagnostik oder durch radioaktive Emanationen der Kernkraftwerke ganz zu schweigen. In seinen Lebensfunktionen bedroht und in die Enge getrieben, sucht sich der Organismus zur Wehr zu setzen. Ein Ausdruck dessen ist die wachsende Verbreitung allergischer Krankheiten. Sie sind vielfach als ein Vorspiel zu betrachten für jene Erscheinungen, die in einer malignen Zellentartung ihr Ende finden.

Wer die Wechselbeziehung zwischen Psyche und Soma, zwischen Leib und Seele, kennt, weiß, wie seelische Konfliktsituationen auf das physiologische Geschehen Einfluß gewinnen. Der Krebszelle haftet das Stigma an, aus dem sozialen Verbundsystem des Zellstaates ausgebrochen zu sein. Sie maßt sich an, dem Gesetz, unter dem der Organismus sein Dasein behauptet, sich zu widersetzen und ohne Rücksicht auf ihre Umgebung ein eigensinniges Leben zu entfalten. Sie kann als ein sozialer Unhold im Zellstaat bezeichnet werden, der bedenkenlos einem brutalen Egoismus frönt. Was sich hier als krankhaft erweist, ist nur ein Abbild unseres menschlichen Daseins.

So muß die Therapie sich gründen auf die Forderung nach einem allseitigen Wandel unseres Daseins in all seinen Erscheinungsformen. Schon die pädagogischen Zielrichtungen beispielsweise sollten dem heranwachsenden Menschen eine Welt erschließen, in der er Mensch sein kann, in der seine Seele atmen kann, in der die Empfindungen für das Wahre, Schöne und Gute in ihm erschlossen und nicht vom nutzungsgebundenen Intellekt erdrückt werden. Die Kunst muß wieder Eingang finden in die Schule. Ihre gemütsbildende Kraft muß wieder erkannt werden. Der Ablauf unseres Alltags darf in einer künftigen Welt nicht durch die Jagd nach materiellem Besitz bestimmt werden. Der Streß, der unser Leben beherrscht, muß einem menschlichen Lebensrhythmus weichen, der den in uns waltenden Atmungsgesetzen nicht zuwiderläuft.

Der Wandel unserer Gesellschaftsform muß den sozialen Wechselbeziehungen wieder Raum geben. Dem Menschen soll wiederum das Gefühl zuteil werden, Teil einer Gemeinschaft zu sein, in der menschliche Werte einen höheren Rang einnehmen als die Diktionen eines selbstherrlichen Staatsapparats.

Wenn der Mensch seine Rolle innerhalb der Schöpfung erkennt, wird er nicht die Natur den materiellen Zielsetzungen unseres wirtschaftsorientierten technischen Zeitalters aufopfern. So herabgewürdigt zum Objekt der Ausbeutung, wird die Natur sich gegen den Menschen wenden, der in seinem industriellen Produktionsrausch gegen allwaltende Naturgesetze verstößt und sich seine Lebensquellen letztendlich selbst verschüttet.

Die Medizin, die ihr Heil in den Effekten körperfremder chemischer Substanzen sucht, kann selbst nicht gesunden, ehe sie sich nicht aufmacht, die geheimnisvollen Heilwirkungen natürlicher Stoffe aus Pflanzen-, Tier- und Mineralreich zu ergründen und sich zunutze zu machen.

Die hier von Moerman und Breuß vorgetragene Ernährungstherapie des Krebses verfolgt die Absicht, dem Körper keinerlei schädigende, denaturierte d. h. ihrer biologisch-aktiven Kräfte beraubten Nahrungsmittel anzubieten. Damit werden dem Organismus zugleich Stoffe zugeführt, die dem chaotischen Geschehen im Stoffwechselsystem sich entgegenstellen. Die Nahrungshygiene ist gewiß eine wesentliche und unentbehrliche Komponente der Krebstherapie. Ob sie sich allein in allen Fällen für die Heilung eines Krebskranken als ausreichend erweist, muß bezweifelt werden. Sicherlich werden Moerman und Breuß einer solchen Unterstellung keineswegs beipflichten.

Die Erfahrung lehrt, daß ein seelischer Wandel ebenso von Bedeutung ist wie die Änderung der Lebensgewohnheiten. Und nicht zuletzt werden wir auch auf eine von biologischen Erkenntnissen getragene medikamentöse Therapie unsere Hoffnung setzen. Besonders muß hierbei auf die auch von der Medizin der Schule immer mehr gewürdigte Behandlung mit Mistelpräparaten hingewiesen werden.

Es ist das Verdienst dieses Buches, ein ernährungsphysiologisches Konzept aufzuzeigen, das zumindest die Maßnahmen, die aus einer sachgerechten, biologischen Auffassung und Erkenntnis des Krebses allumfassend getroffen werden müssen, ganz wesentlich unterstützt. Ohne ein solches wird ohne Zweifel jede Art von Krebstherapie zum Scheitern verurteilt sein.

Hinzufügen möchte ich die Forderung, für eine biologische Qualität der Nahrung Sorge zu tragen. Kunstgedüngte, mit Insektiziden und Pestiziden verunreinigte Produkte sind für die von Moerman und Breuß empfohlene Heildiät nur bedingt tauglich. Auch sollten die Säfte unbedingt frisch gepreßt und in rohem Zustand getrunken werden. Am Rande sei vermerkt: Nachtschattengewächse wie Tomaten und Kartoffeln sind meiner Auffassung nach nicht zu empfehlen. Hingegen haben im Frühjahr geerntete, frische, junge Wildpflanzen wie z. B. Brennessel, Löwenzahn, Spitzwegerich u. a. eine nicht zu unterschätzende Heilwirkung.

Wie immer auch die hier vorgetragene Ernährungstherapie des Krebses in die Vorstellungen der naturwissenschaftlichen Medizin sich einfügt oder ob sie mit Skepsis betrachtet wird, schließlich gilt für alle Formen einer nicht schulgemäßen Heilweise die Devise:

Wer heilt, hat recht.

Dr. H. W.

Inhalt

I Dr. Cornelis Moerman
Krebs als Folge von Fehlernährung
ist heilbar durch Diät und Therapie

REIHE GESUNDHEIT UND ERNÄHRUNG

In dieser neuen Reihe werden Bücher zum Thema der »Grenz-Medizin« und der »Grenz-Ernährungslehre« (auch »Alternativ-Medizin« oder »unkonventionelle Medizin und Ernährungslehre« genannt) veröffentlicht – Wege zu einem harmonischen Leben und zu einer glücklicheren Lebensführung.

Jaap Huibers

KRANK SEIN – LÄSTIG, ABER DOCH GESUND

216 S. mit 16 Abbildungen, Bibliographie, gebunden

Ist es Ihnen auch schon einmal aufgefallen, daß manche Menschen sich nach einer Krankheit besser als vorher fühlen, daß sie wirklich wie neugeboren sind? Krankheit und Gesundheit sind keine tatsächlichen Gegensätze, eher Widerpartner, die uns im Gleichgewicht halten. Gemeinsam bilden sie einen Aspekt der Totalität des Menschen.

Jede Krankheit hat eine besondere Bedeutung für die Entwicklung unserer ganzen Persönlichkeit. Leider sehen die meisten Menschen in ihr lediglich ein lästiges Schreckgespenst. Sie ist jedoch ein Warnsignal, das uns auf eine Disharmonie im Körper aufmerksam macht. In der Krankheit liegt die Chance, die Dinge gründlich zu ändern.

Jaap Huibers spricht in diesem Buch über die am häufigsten vorkommenden Krankheiten und leuchtet gründlich ihre Hintergründe aus. Ein hilfreicher Ratgeber für alle Menschen, die sich dagegen auflehnen, nichts als Maschinen mit für die Gesellschaft nützlichen Eigenschaften zu sein, die ein Bedürfnis verspüren, ihr »eigentliches Sein« zu entwickeln.

Verantwortlich für unsere Gesundheit ist nicht der Arzt, sondern sind wir selbst. Erkenne dich selbst durch deine Krankheit – und du bleibst gesund!

Aurum Verlag · Freiburg im Breisgau

Weitere Bücher der Reihe Gesundheit und Ernährung

Jaap Huibers
GESUND SEIN MIT METALLEN
Alternativ heilen – neue Mittel und Wege
184 S. mit 20 Abbildungen, Bibliographie, gebunden
Von uralten Heilprinzipien ausgehend, legt Jaap Huibers ein
neuartiges Therapiebuch vor, das die einfachen und doch so
wirksamen Heilweisheiten in bezug auf die Kraft der Metalle
zusammenfaßt. Es ist oft verblüffend zu sehen, wenn das richtige
Metall – meist in homöopathischer Verdünnung – verwendet wird.

● Gold und die Beschaffenheit unseres ureigensten Wesens, unse-
  res »Ichs«: Sonne
● Silber und das menschliche Reaktionsvermögen: Mond
● Quecksilber und das kausale Denkvermögen des Menschen:
  Merkur
● Kupfer als Regulator unserer Kontaktfähigkeit: Venus
● Eisen und unsere Tatkraft, unsere Energie: Mars
● Zinn und das Gesamtregenerationsvermögen des Menschen:
  Jupiter
● Blei zur Gestaltung, Einschränkung und Begrenzung des
  menschlichen »Seins«: Saturn
● Zink hilft gegen die Folgen des Neuen, des Unerwarteten und
  Enervierenden: Uranus
● Aluminium und das menschliche Streben nach Höherem, aber
  auch nach einer Scheinwelt: Neptun
● »X« und das Urvermögen des Menschen, sowohl körperlich als
  auch geistig hemmungslos zu gestalten: Pluto

Finde das Metall, das dir fehlt, und du bist gesund!

Aurum Verlag · Freiburg im Breisgau